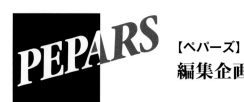

【ペパーズ】
編集企画にあたって

JN115576

　神経は生体生命維持に関わる多くの情報伝達を行うように構築された実に妙々たる連絡システムです．それだけに損傷した時の身体的影響は甚大となり，その分修復できた時の臨床的意義は計り知れないものがあります．日常診療でたびたび遭遇する神経修復の治療機会において，これらを良い結果に結びつけるための肝要は，1つ1つの臨床判断を適切に行い，正しい手順を積み重ねていくことに他ありません．そのためには神経組織の再生機序から始まり，その特徴を深く理解し，これらを知識基盤とした状況に沿った損傷神経の取り扱いや臨床の工夫が必要とされます．

　現在日本では2種類の人工神経が上市されておりますが，損傷程度が大きいケースでは今なお治療限界点が存在し，侵襲的な自家神経移植を選択せざるを得ない状況も少なくないのが現状です．満足できない治療アウトカムもたくさんみられ，まだまだ発展の余地が残されています．また神経再生機序を含めて，解明されていない領域も多くあり学問的にも非常に興味深い分野と言えます．

　2013年に本誌から「神経修復法—基本知識と実践手技—」の特集が組まれ，手術手技や管理法について詳述されました．本企画では，これらの知見をさらにupdateするとともに，再生医療の最新情報を含めながら，やや神経再生医療に軸足をシフトした構成とさせていただきました．まず臨床に役立つ神経修復の最新知識や組織の取り扱い方に始まり，末梢神経特有の縫合概念や損傷状況に合わせた縫合技術，また形成外科医としては外すことはできない四肢神経損傷や顔面神経麻痺の最近の治療概念をこれらのエキスパートの先生方に解説いただきました．さらに人工神経の最大活用や，知覚皮弁などについても日進月歩であり，その分野で魅力に溢れた試みを実践されている先生に，このテーマの現在地を案内していただくことにしました．

　現在の神経治療の限界点を打ち破るためには，神経再生を促すような新たな着想や技術革新が望まれます．後半では，血管柄や血流の付加，幹細胞移植をはじめとした細胞治療，あるいは神経再生因子といったブースト効果を加えることによる自家組織神経を凌駕する新たな神経治療の実現性について，この分野の最前線におられる先生方に解説していただきました．これらの内容が次世代の新規人工神経開発やこれまでに全くなかった新しい神経再生法の着想に繋がればと思います．

　今回の企画内容が読者の明日からの「神経修復」治療の考え方や道標としてお役に立てたら幸甚に思います．

2021年3月

素輪善弘

KEY WORDS INDEX

WRITERS FILE

ライターズファイル（五十音順）

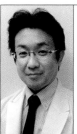

河村　健二
（かわむら　けんじ）

1999年	奈良県立医科大学卒業 同大学整形外科入局
2005年	米国ミシガン大学形成外科留学
2006年	奈良県立医科大学大学院修了
2007年	同大学救急医学，助教
2010年	市立奈良病院四肢外傷センター医長
2016年	奈良県立医科大学玉井進記念四肢外傷センター，准教授

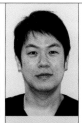

冨田　興一
（とみた　こういち）

2000年	大阪大学卒業
2000年	同大学医学部附属病院，研修医
2001年	関西労災病院形成外科
2003年	大阪大学医学部附属病院形成外科，医員
2007年	同大学大学院医学系研究科博士課程修了
2007年	同大学形成外科，助教
2009年	マンチェスター大学プロンド・マッキンド一研究所，リサーチフェロー
2011年	大阪大学形成外科，助教
2013年	同，学部内講師
2019年	同，准教授

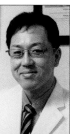

松田　健
（まつだ　けん）

1996年	大阪大学卒業 同大形成外科入局
1999年	兵庫医科大学耳鼻咽喉科形成外科診療班，医員
2001年	飯田市立病院外科
2002年	大阪労災病院皮膚科形成外科診療班
2005年	大阪大学医学部，助手
2007年	同，助教
2007〜2009年	豪州 Bernard O'Brien Institute of Microsurgery, リサーチフェロー
2009年	大阪大学医学部，学部内講師
2012年	同，講師
2013年	大阪警察病院，医長
2014年	新潟大学形成外科，准教授
2015年	同，教授

清水　史明
（しみず　ふみあき）

1999年3月	熊本大学卒業
5月	大分医科大学付属病院皮膚科形成外科診療班入局
10月	健和会大手町病院形成外科，医員
2000年11月	福岡県立こども病院形成外科，医員
2002年1月	大分医科大学附属病院皮膚科形成外科診療班，助手
2005年1月	長庚記念病院形成外科（台湾）留学
2006年1月	大分大学医学部附属病院形成外科，助教
2012年8月	同，講師
2013年6月	同，臨床准教授
12月	同，診療科長
2017年10月	同，診療教授

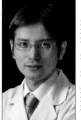

成島　三長
（なるしま　みつなが）

2001年	三重大学卒業
2002年	済生会松阪総合病院
2003年	福島県立医科大学形成外科
2004年	名古屋第一赤十字病院形成外科
2005年	東京大学医学部附属病院形成外科，医員
2006年	同，助教
2015年	同，講師
2017年	三重大学形成外科，教授

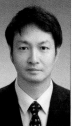

松峯　元
（まつみね　はじめ）

2001年	日本大学卒業 東京女子医科大学形成外科入局
2007年	同，助教
2014年	ハーバード大学プリガムアンドウィメンズ病院形成外科組織工学・創傷治癒研究室，リサーチフェロー
2016年	東京女子医科大学形成外科，講師
2020年	同大学八千代医療センター形成外科，准教授

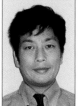

素輪　善弘
（そわ　よしひろ）

2003年	奈良県立医科大学卒業 京都府立医科大学入局
2005年	同大学形成外科入局
2006年	京都第二赤十字病院形成外科
2008年	兵庫県立がんセンター形成・再建外科
2015年	京都府立医科大学形成外科，講師
2018年	Chang Gung Memorial Hospital, クリニカルオブザーバー
2019年	St Vincent Hospital, Royal Melbourne Hospital, クリニカルオブザーバー

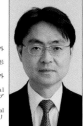

橋川　和信
（はしかわ　かずのぶ）

1997年	神戸大学卒業 同大学形成外科入局
2000年	東京大学形成外科
2001年	武蔵野赤十字病院形成外科
2003年	神戸大学形成外科
2006年	同大学大学院修了
2007年	同大学形成外科，助教
2012年	同，講師
2021年	名古屋大学形成外科，准教授

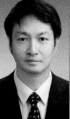

渡辺　頼勝
（わたなべ　よりかつ）

2001年	東京大学医学部医学科卒業 湘南鎌倉病院，初期研修医
2003年	東京大学形成外科入局
2004年	静岡県立総合病院，形成外科
	東京大学形成外科，医員・美容外科，医員
2008年	英国 Birmingham 小児病院 Craniofacial Unit 留学 仏国 Necker 小児病院 Craniofacial Unit 留学
2008年	中国上海第9人民医院 Craniofacial Unit 留学
2013年	東京女子医科大学大学院先端生命医科学研究所再生医工学専攻博士課程修了
2014年	東京警察病院形成・美容外科，医長／クリニカ市ヶ谷

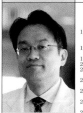

田中　啓之
（たなか　ひろゆき）

1997年	大阪大学卒業 同大学整形外科入局 同大学医学部附属病院整形外科
1998年	大阪府立母子保健総合医療センター整形外科
1999年	河崎病院整形外科
2000年	国立呉病院整形外科
2005年	大阪大学大学院医学系研究科修了
2007年	同大学医学部附属病院未来医療センター
2010年	大阪厚生年金病院整形外科，医長
	大阪大学大学院医学系研究科器官制御外科学（整形外科），助教
2017年	同，講師
2019年	同大学大学院医学系研究科運動器スポーツ医科学共同研究講座，特任教授

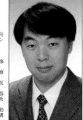

林　礼人
（はやし　あやと）

1995年	順天堂大学卒業 同大学医学部附属順天堂医院皮膚科，臨床研修医
1997年	同大学医学部形成外科学講座，専攻生
2003年	同大学医学部形成外科学講座大学院卒業
2003年	同大学医学部附属静岡病院形成外科，医員
2005年	米国ワシントン大学セントルイス留学
2007年	順天堂大学医学部形成外科学講座，准教授
2011年	同大学医学部形成外科学講座，先任准教授
2012年	東京医科大学皮膚科学講座兼任准教授
2017年	順天堂大学医学部形成外科学講座，教授 同大学附属浦安病院形成外科・再建外科，教授

CONTENTS 神経再生医療の最先端

編集／京都府立医科大学講師　素輪　善弘

◆編集顧問／栗原邦弘　中島龍夫
　　　　　　百束比古　光嶋　勲
◆編集主幹／上田晃一　大慈弥裕之　小川　令

【ペパーズ】
PEPARS No.172/2021.4◆目次

「PEPARS®」とは Perspective Essential Plastic
Aesthetic Reconstructive Surgery の頭文字よ
り構成される造語．

図解 こどもの あざとできもの

好評

診断力を身につける

編集　順天堂大学浦安病院形成外科　林　礼人
　　　赤坂虎の門クリニック皮膚科　大原國章

2020年8月発行　B5判　138頁　定価6,160円(本体5,600円+税)

臨床写真から検索できるアトラス疾患別目次付き!!

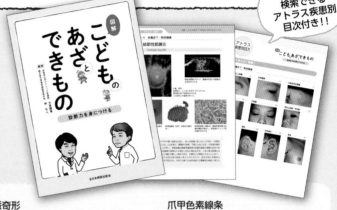

"こども" の診療に携わるすべての方に送る!

皮膚腫瘍外科をリードしてきた編者が経験してきた64疾患520枚臨床写真とできもの（腫瘍）とあざ（母斑）の知識をぎゅっと凝縮しました!!

CONTENTS

弊社紹介ページはこちら

全日本病院出版会

〒113-0033　東京都文京区本郷 3-16-4　Tel:03-5689-5989
www.zenniti.com　Fax:03-5689-8030

PEPARS No.172：1-13, 2021

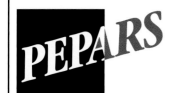

◆特集／神経再生医療の最先端

臨床に役立つ神経再生・修復の基礎

林 礼人*

Key Words：神経再生(nerve regeneration)，神経再建(nerve reconstruction)，シュワン細胞(Schwann cell)，神経栄養因子(neurotrophic factor)，神経移植(nerve graft)，人工神経(nerve conduit)

Abstract 末梢神経の再建は，再建外科医にとって重要な task の１つだが，神経縫合後の軸索再生は，得られた結果からその状況を推察することしかできず，よりよい神経再建の実現には，基礎的研究に対する幅広い見識が必要と考えられる．

神経再生のメカニズムについては，軸索発芽や軸索伸長に関わるシグナル伝達経路やマクロファージも含めた関連細胞の動向が近年明らかにされてきている．また，より良好な機能再建の実現には，旺盛な軸索発芽といった軸索再生の促進，移植材料も含めた良質な軸索再生環境の構築と再建手技，そして終末器官や神経細胞体の萎縮・衰退予防の３つが大きな項目として挙げられる．

今回，今後の臨床に重要と思われる注目すべき基礎研究やその展望について，神経再生メカニズムに関する基礎的事項を加え，網羅的に紹介した．末梢神経外科の領域は，臨床と基礎が密接に関連した分野と思われ，よりよい診療実現の一助になれば幸いである．

はじめに

末梢神経の再建は，再建外科医にとって重要な task の１つと言えるが，神経縫合後の軸索再生を直接的に観察することは難しく，得られた結果からその状況を推察することしかできない．そのため，末梢神経の神経再生メカニズムの解明が古くから取り組まれ，得られた事象を臨床面に活用しながら，よりよい神経再生を求め更なる基礎研究が数多く行われている．

末梢神経外科の領域は，トランスレーショナルリサーチの行いやすい分野と思われ，発展的な神経再建の実現には，基礎研究に対する幅広い見識

も必要と考えられる．

本論文では，神経再生メカニズムに関する基礎的事項に加え，今後の臨床に有用と思われる基礎研究やその展望について，私見を交えながら解説する．

末梢神経再生のメカニズム

まず，末梢神経切断後の神経再生メカニズムについて述べる．

末梢神経が切断されると，切断部近位の神経細胞体(ニューロン)は末梢性軸索の変性に反応し，まず細胞形質の腫脹や核の偏位といった形態変化を生じる[1]．同時に軸索再生に必要な蛋白合成を亢進し，合成された蛋白は軸索輸送で切断部近位端へと運ばれ，軸索発芽を惹起する[2][3]．切断部の近位端は，損傷の程度によって die-back とも呼ばれる若干の退縮を生じ，切断端から１〜数分節近位の Ranvier 絞輪から，軸索発芽を損傷後 24 時間

* Ayato HAYASHI, 〒279-0021 浦安市富岡 2-1-1 順天堂大学医学部附属浦安病院形成外科・再建外科，教授

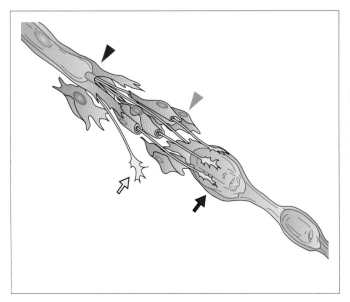

図 1.
末梢神経切断後の軸索発芽
末梢神経の切断後，軸索の発芽は，切断端近位の Ranvier 絞輪から生じ（赤三角），切断に伴い幼若化したシュワン細胞は，神経内膜管内に Büngner 帯を形成する（赤矢印）．Growth cone を先頭に伸長した再生軸索（黄色矢印）は Büngner 帯内に進入し，終末器官へと伸長していく．数 mm の間隙であれば，断端から遊走したシュワン細胞（青三角）による架橋で，軸索再生が可能となる．
（文献 3 より改変）

以内にも生じる[2)~4)]（図 1）.

　一方，ニューロンと連続性を断たれた切断部遠位の神経細胞は，ワーラー変性と呼ばれる順行性変化を生じ，食作用によってその構造は崩壊する．この変性は，炎症反応をも惹起し，損傷部周囲のシュワン細胞やマクロファージを活性化させ，数日以内に切断部遠位の貧食作業を完了させる[2)3)]（図 2-a）．そうした貧食作用には M1 型マクロファージが主に作用するが，抗炎症作用や修復促進に関与する M2 型のマクロファージの存在も明らかになり，軸索再生への作用が注目されている．また，ミエリン鞘を形成していた成熟型のシュワン細胞は，軸索断裂に伴い，幼若型のシュワン細胞へとその形態を変化させ，軸索伸長に必要な神経栄養因子を放出したり，細胞接着因子を発現するようになる．幼若化したシュワン細胞は，神経内膜管内に連鎖状に並び Büngner 帯を形成するが，再生軸索がその内部に進入していければ，神経栄養因子や細胞接着因子のサポートを受けることができ，終末器官へと伸長していく[4)]（図 2-a）.

　神経内膜管が連続している axonotmesis の状態（Seddon 分類，Sunderland 分類における II 度）では，再生軸索は残存する内膜管の経路に沿って元の終末機器に到達することができる[4)]（図 2-b）．しかし，神経の連続性が完全に断裂している neuro-tmesis の状態（Seddon 分類，Sunderland 分類における IV～V 度）では，1 つの軸索断端から発芽する再生軸索は数十にも及び，再生軸索が元の終末器官に到達するかどうかは全くの偶然によるとされる[3)4)]（図 2-b）.

　運動神経の一部が蛍光発色する特殊なトランスジェニックマウスを使用して端々縫合時の軸索発芽の様子を経時的に観察してみると，発芽した再生軸索が枝分かれを生じながら様々な方向に進展していく様子を確認できる（図 3）．軸索の旺盛な再生能力と伸展形態の多様性を垣間見ることができるが，そうした再生能力は，厳しい状況下での再生を可能にする反面，元とは異なる終末器官に到達して神経過誤支配を生じる原因にもなる．四肢骨格筋の動きは，動作筋と拮抗筋の相互バランス（相反神経支配）で成り立っているため，神経過誤支配を拮抗筋に生じると，相対的に十分な動きを獲得することはできない．一方，顔面表情筋には拮抗筋が存在しないため，神経過誤支配を生じると，複数の表情筋が連動して動き病的共同運動の形態となる.

　再生軸索の伸長は，Büngner 帯との間隙が大きいと，それ以上は進行せず断端神経腫を形成するに至る．しかし，数 mm の間隙であれば，線維芽細胞にも影響され近位および遠位断端から遊走したシュワン細胞による架橋により，軸索再生を生じ

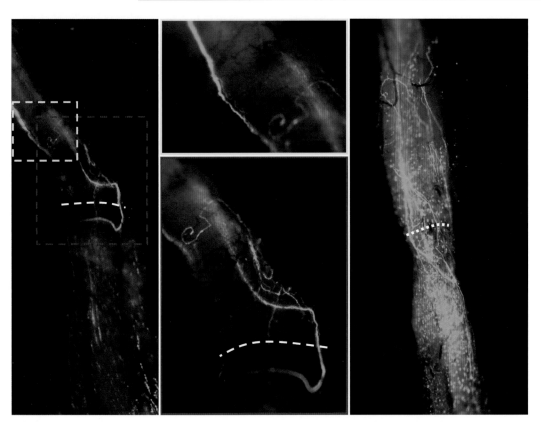

図 2.
軸索再生の過程ならびに神経
損傷の分類
　a：軸索切断から再生までに
　　関与する細胞とその因子
　b：Sunderland 分類
　　Ⅰ度：一過性神経伝達障害
　　Ⅱ度：軸索断裂
　　Ⅲ度：軸索・神経内膜断裂
　　Ⅳ度：神経周膜断裂
　　Ⅴ度：神経上膜断裂
（文献 4 より引用）

a

b

a	b	d
	c	

図 3. Thy1-GFPS mice 使用した軸索発芽の経時的変化（点線：縫合部）
　a～c：縫合後 10 日目（b：縫合近位部での発芽，c：多数の分枝や逆行性も含
　　めた多方向の再生も認める.）
　d：縫合後 60 日目

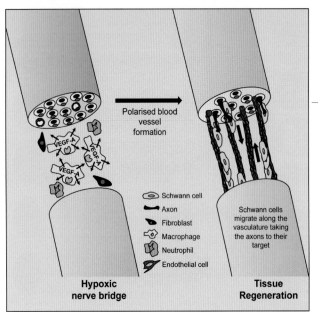

図 4.
軸索再生時のマクロファージの作用
マクロファージが血管形成を促し、シュワン細胞遊走の道筋になる.
(文献 5 より引用)

ば、形成した Büngner 帯は崩壊し、基底膜管は消失するとされる[2)3)6)]. そのため、軸索断裂が長期化すると、断裂部が修復されても再生軸索が遠位に伸長すること自体が困難になる[6)](図5). さらに、再生軸索の終末器官となる筋組織についても、麻痺の長期化により、筋組織の萎縮や線維化が進行する. やがて、筋線維は再生軸索と筋終板の形成が困難になり、大元となる神経細胞体(ニューロン)にもアポトーシスが生じ、機能回復は望めなくなる[6)](図5).

こうした末梢神経の再生過程を踏まえ、よりよい機能再建の実現に必要な要素を検討してみると、その大項目には、より旺盛な軸索発芽や再生速度の増加といった軸索再生の促進、移植材料も含めた良質な軸索再生環境の構築と手技、そして終末器官(筋肉)や神経細胞体(ニューロン)の萎縮・衰退予防の3項目が挙げられる.

臨床面における有用性や応用の可能性を考慮

ることができる[2)5)]. このシュワン細胞の遊走や架橋は、損傷部の低酸素状態に呼応したマクロファージが VEGF-A の分泌を介して幼弱な血管形成を促し、シュワン細胞遊走の道筋となって架橋形成を可能にすることも近年報告されている[5)](図4).

また、切断部遠位のシュワン細胞については、一定期間再生軸索を迎え入れることができなけれ

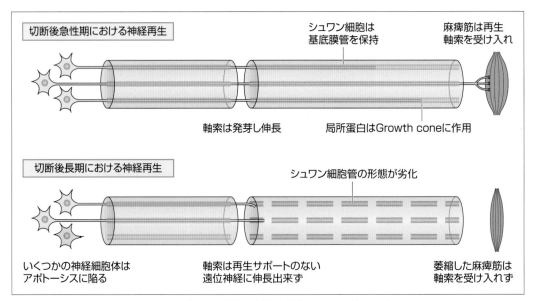

図 5. 軸索切断後の急性期と長期断裂後における軸索再生の相違

(文献 6 より改変)

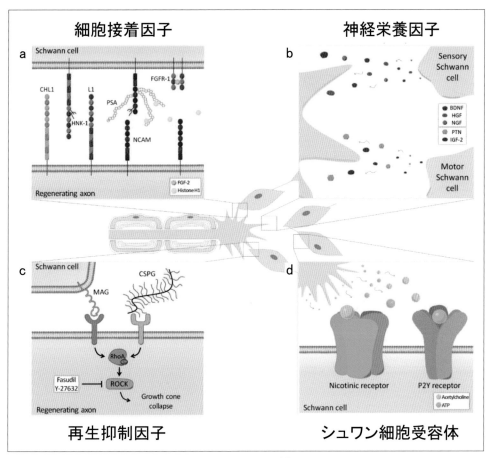

細胞接着因子　　　　　　神経栄養因子

再生抑制因子　　　　　　シュワン細胞受容体

図 6. 軸索再生に関わる様々な因子

（文献 10 より改変引用）

し，各々の項目について，さらにその詳細について述べていく.

軸索再生の促進

　再生軸索の伸長は 1〜2 mm/day で，その速度は遅めの軸索輸送と同程度とされるが，神経再建後の再生軸索が終末器官に到達するには長い時間を要する[2)3)]. 特に神経縫合部を乗り越えるにはより多くの時間を要し，得られる再生軸索の数も縫合部を乗り越える度に半減するとも言われる[7)].

　そのため，よりよい機能再建の実現には，再生軸索数の増加や軸索再生速度の促進が必要と数多の基礎研究が行われてきた[8)]. 動物による基礎実験では，軸索発芽を促進する Nerve growth factor（NGF）や Glial cell derived neurotrophic factor（GDNF），Neurotrophin-3（NT-3）といった多種多様な神経栄養因子の作用や特徴（例えば NGF は知覚神経の再生に有効など）[8)]，PI3K/Akt や ERK-1/2 といった分子生物学的経路の解明とともに，軸索発芽を阻害するミエリン蛋白（Myeline associated glycoproteins；MAGs）や chondroitin sulfate proteoglycan（CSPGs）の存在ならびにその作用経路（RhoA/ROCK）も明らかにされてきた[9)10)]（図 6）. しかし，そうした因子解明が直接的な創薬や臨床応用に結びつくには至っておらず，今尚，確立した薬物療法は存在していない[11)].

　現存する内服薬で，軸索再生を促進させるとして報告されるものには，免疫抑制剤であるタクロリムス（FK506）や抗炎症剤であるセレコキシブ，ホルモン剤であるメラトニンやエリスロポイエチン，アセチル L カルニチン，さらにビタミン剤であるメチルコバラミン（Vit B$_{12}$）などが存在す

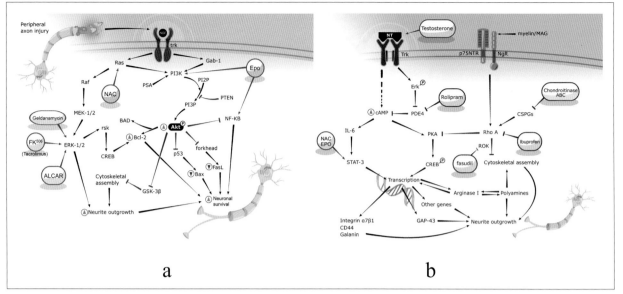

図 7. 軸索再生に関与する様々なシグナル伝達経路と作用薬物（黒矢印：活性経路，赤線：抑制経路）
a：損傷後の軸索保持に関する経路　　b：軸索発芽に関する経路

（文献 12 より引用）

る[11)12)]（図 7）．軸索発芽経路に作用するとされるものもあるが，神経損傷部に対する抗炎症作用や抗酸化ストレス軽減に伴う瘢痕抑制が作用機序のものも多い[11)]．中でも，メチルコバラミンは日常診療でも使用しており，神経細胞に対する作用に加え，抗炎症・組織修復性の M2 型マクロファージの増加が軸索再生にも寄与するとされる[13)]．臨床面でのより効率的な使用法が今後期待される．タクロリムスの軸索再生促進効果は，Gold らの基礎研究によって初めて報告されたが[14)]，神経再生作用を有する唯一の薬剤としてその後多くの追試がなされた[14)]．個人的にもその作用をトランスジェニックマウスで確認したが[15)]，細胞性免疫抑制に伴う腎機能障害等の全身的な副作用の問題がある．低用量での有用性も報告されているが[16)]，臨床応用には至っていない．

　薬物療法が課題を残す中，臨床現場にすぐに応用できる手技として注目を集めているものに，神経縫合部への短期的電気刺激が挙げられる．神経断裂部の修復時に一定の波長（20 Hz）および持続時間（1 時間）で断裂部近位を電気刺激させる手法になるが，Al-Majed と Gordon らがその有用性を

2000 年に報告して以来[17)]，手根管症候群の治療への応用など臨床的な有用性も報告されてきている[18)]．神経細胞体における GAP43 や BDNF の発現増加が関与するとされ[19)]，その有用性についての基礎研究も行ったが，主に軸索再生初期の発芽促進を確認することができた[20)]．簡便な手法で臨床応用も行いやすいため，今後活用すべき手技として注目している．

軸索再生環境の構築と手技

　軸索への作用と並んで重要なのが，良好な軸索伸長を可能にする理想的な再生環境の構築で，発芽した軸索が適切な終末器官に到達しなければ，軸索再生を促進しても意味をなさない．神経欠損が存在する場合には，端々縫合とは異なる神経縫合法の工夫や適切な移植材料の選択が必要になってくる．

　四肢・体幹の骨格筋への運動神経は，基本的に知覚神経との混合神経になるが，発芽した運動神経と知覚神経が適切な終末器官に到達するために，道筋または終末器官からの因子が関連するとされる[9)]．特に道筋に関連する因子は，軸索再生

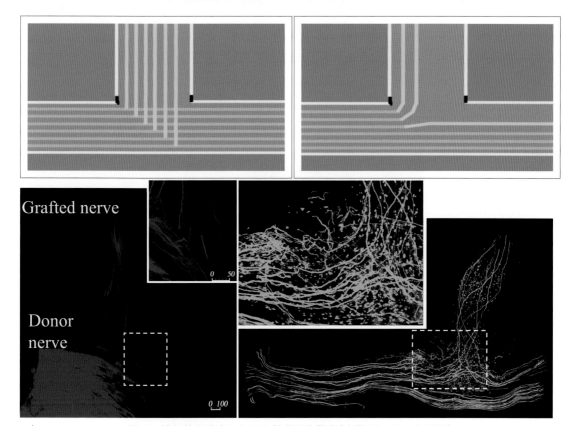

a	b
c	d

図 8. 端側神経縫合における軸索再生機序(文献 26, 27 より引用)

　　a，b：軸索再生機序
　　　a：側枝発芽(collateral sprouting)により軸索再生
　　　b：損傷されたドナー神経の断端からの軸索再生
　　c，d：行ってきた基礎的検討
　　　c：DiI による評価：collateral sprouting の存在を証明(文献 26 より引用)
　　　d：Thy1-GFPS mice による imaging では，再生軸索の殆どが損傷断端から
　　　　生じている(文献 27 より引用)

環境そのものとも言えるが，運動神経は運動神経の道筋，知覚神経は知覚神経の道筋を好んで再生する preferential motor reinnervation(PMR)の存在を Brushart らが報告している[21]．その機序については，道筋となる運動神経と知覚神経で異なるタイプのシュワン細胞が存在することや各々のシュワン細胞が放出・発現する因子の相違が主要因とされ[22]，終末器官からの影響も報告されている[23]．運動神経や知覚神経の構造も要因として検討されたが[24]，最終的にはそれ程大きく影響しないとされる[25]．混合神経を主とする骨格筋に対する臨床的意義は大きくないかもしれないが，顔面表情筋を支配する顔面神経は運動神経のみとされており，こうした道筋に関連する基礎研究には今

後も注目すべきと考えている．

　神経欠損が存在する場合の縫合法の工夫については，端側神経縫合の利用が近年の末梢神経外科の発展に大きな影響を及ぼしている．その軸索再生メカニズムについて個人的に様々な検討を重ねてきたが(図8)，最終的に運動神経の再生は基本的にドナー神経の損傷軸索断端から再生を生じ(図8-b, d)，知覚神経の再生は collateral sprouting により生じるものも存在すると考えている(図8-a, c)[26][27]．そのため，運動神経の再建には神経軸索の部分切断が必須と考えており，ドナー神経がどの程度の軸索損傷に耐え得るかを考慮しながら神経上膜に軸索部分切断を加えた縫合を行っている(図8-b)．その臨床面における有用性については，

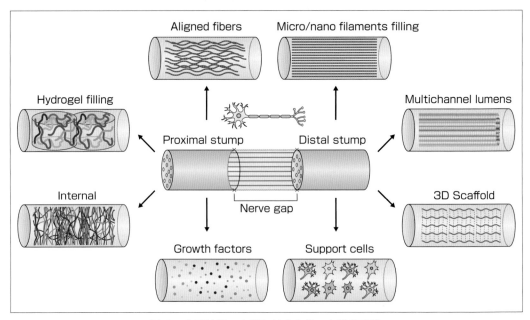

図 9. 人工神経の内腔に対する様々な補填手段

（文献 31 より改変引用）

四肢と顔面で大きく異なり，機能に必要な軸索数や筋力，さらに筋作用構造の差異が，その要因ではないかと考えている[28]．中でも，顔面神経再建における応用には目覚ましいものがあり[29][30]，今後もより良い活用法を検討していく必要がある．

神経欠損の長さが長い場合は，神経移植が必要となる．神経移植の適応は，一般的に 8-0 nylon による端々縫合で断端が接着する時の緊張が強い場合とされるが[7]，縫合時の緊張は断端阻血や線維化を惹起して再生不良の大きな要因になるため，縫合部の緊張が明らかな場合には躊躇なく神経移植を検討することが望ましい[7]．自家神経移植が今尚最も望ましい手法になるが，人工神経の使用が可能になったことで，その有用性をどのように捉え発展させていくかが，今後の大きな課題になる．

人工神経は，1979 年に Lundborg らがシリコンチューブの管腔構造移植（tubulization）で短い神経欠損の架橋を可能にしたことに始まり[2]，その後ポリグルコール酸（PGA）やコラーゲンといった生体吸収材料を用いた人工神経が開発された[31]．当初の人工神経は内腔が空洞であったが，内腔がコラーゲン性のスポンジやファイバーで満たされる 3 次元構造のものが本邦でも開発され，

より良い基礎研究結果や臨床的な有用性が報告されている[31]~[33]（図 9）．ただし，こうした人工神経は無細胞で足場を提供する Scaffold に留まるため，30 mm を超える神経欠損での再生は困難とされ[2]，短い知覚神経再建に限定されるのが現状である．そこで，人工神経に代表される無細胞な移植材料の有用性を向上させられるよう，神経栄養因子やパラクライン効果を持つ細胞を様々な形で付加させる数多くの基礎研究が現在進行中である[31][34]（図 10）．付加する因子には，NGF や GDNF，NT-3 といった神経栄養因子の他に β-FGF なども使用され，内腔やファイバーにコーティングしたり，ジェルからの徐放剤として充填するなど様々な手法が試みられている[31]．細胞移植については，シュワン細胞はもとより骨髄間質細胞や脂肪幹細胞といった幹細胞移植の可能性が近年の大きなトピックスとなっている[35][36]．皮膚由来や粘膜由来など様々な幹細胞の有用性が報告される一方，その効果は豊富な神経栄養因子や血管新生因子の放出による軸索再生促進が主とされ，シュワン細胞への分化誘導は限られるとされる[31]．

そうした中，Sowa らは線維芽細胞を 2 つの転写因子を介してシュワン細胞に直接転換する手法を報告し[37]，幹細胞を介さない豊富なシュワン細

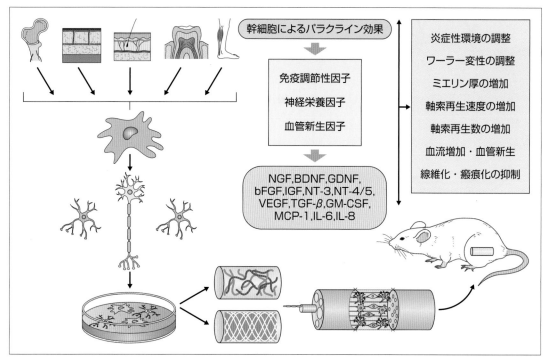

図 10. 人工神経の内腔に対する幹細胞移植の効果

（文献 31 より改変）

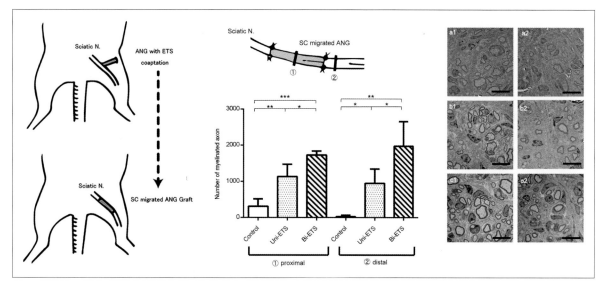

図 11. 端側神経縫合の無細胞化神経に対するシュワン細胞供給法としての応用

（文献 34 より引用）

胞供給の可能性を示唆している．こうした細胞治療の有用性や将来性は非常に高いが，その臨床応用には倫理面も含め今尚様々な課題が存在するのが現状である．

　そこで，我々は端側神経縫合法を無細胞化神経に対するシュワン細胞供給法として応用すること

を考案し検討を重ねているが，シュワン細胞を遊走させたハイブリッド型無細胞神経では豊富な軸索再生を確認できた[34]（図11）．実用性の高い手法で，すぐにでも臨床応用が可能であるため，人工神経にどのように適応できるかの検討をさらに行う予定である．

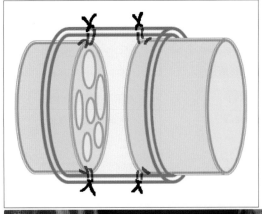

a	
b	c

図 12.
人工神経による神経欠損再建
 a：人工神経の nerve connector としての使
  用：断端の間隔は 5 mm 以下
 b，c：臨床例：枝分かれのある細い神経に
  対する nerve connector としての使用(b：
  移植前，c：移植後)

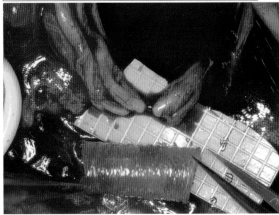

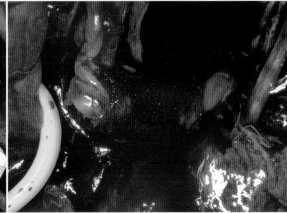

さらに，人工神経の使用法として，今後注目すべきものに nerve connector としての使用法が挙げられる[38]（図 12）．5 mm 以下の僅かな欠損に対する使用だが，端々縫合できそうな状況でも断端の緊張を緩和したり，不適切な縫合を避けることが容易となり[38]，特に口径差の著しい神経や枝分かれのある神経に対する縫合に有用なのではないかと考えている（図 12）．また，端々縫合が可能であった場合でも，縫合部周囲を 0.02〜0.05 mm の Human amniotic membrane（HAM）といった薄い膜で巻くことにより，縫合部周囲の瘢痕形成や再生軸索の漏出を抑制するとともに神経栄養因子の蓄積を促すともされる[39]．薄い膜材料にビタミン B_{12} を含有させるといった試みも行われており[40]，人工神経も含めた新たな神経接合法として注目すべきと思われる．

終末器官や神経細胞体の萎縮・衰退予防

再生軸索の終末器官となる筋組織は，麻痺の長期化で，筋組織の萎縮や線維化が進行するとともに，再生軸索と筋終板を形成することもできなくなる[6]（図 5）．麻痺後 4 か月で 60〜80％の筋重量が失われて，麻痺後 12〜18 か月が経過すると筋の線維化でその回復は難しくなるともされ[8]，麻痺後 3 か月を越えての再建では即時再建と比較して再生軸索数は 35％にも減少するといった実験報告もある[41]．再生軸索の筋終板形成不全は，筋終板部に存在するターミナルシュワン細胞の消失が影響するともされるが[42]，再生軸索が終末器官（筋線維）に到達しても機能できない状態となり，剪定に伴う軸索の退縮とともに，大元となる神経細胞体（ニューロン）そのもののアポトーシスを生じさせ，機能回復は望めなくなる[6]．

 筋組織の萎縮を予防するため，電気刺激器を埋め込む試みも存在するが[43]，顔面表情筋については，病的共同運動の助長も懸念されるため，注意が必要である．知覚神経移行による筋萎縮予防（sensory protection）についても，古くからその

概念は存在していたが，1997 年の Hynes らの基礎研究の報告以来[44]，臨床的な試みも行われるようになっている[45]．知覚神経の神経終末は運動神経よりも長期間の麻痺でも再生が可能とされるが[8]，脊髄後根神経節のニューロンの 35～40％が損傷後 2 か月でアポトーシスを生じるといった基礎的報告も存在し[46]，麻痺後早期の再建がより望ましいことには変わりがない[8]．

まとめ

今回，今後の臨床の発展に重要と思われる注目すべき基礎研究やその展望について，神経再生メカニズムに関する基礎的事項を加え報告した．

今回，少しでも多くの要素を網羅できるようにと心掛けたが，基礎研究での取り組みを臨床面で生かすことができればと考える．基礎研究は地道で難しく，難解なものとして敬遠される傾向もある．その一方，本邦からも様々な素晴らしい基礎研究が報告されており，全体的な流れの中での意義やその価値をしっかりと理解できれば，よりよい末梢神経外科診療の実現に繋がるものと思われる．

本邦における末梢神経外科の更なる発展に期待して．

参考文献

1) Rishal, I., Fainzilber, M.：Retrograde signaling in axonal regeneration. Exp Neurol. **223**：5-10, 2010.
2) Lundborg, G.：A 25-year perspective of peripheral nerve surgery：evolving neuroscientific concepts and clinical significance. J Hand Surg Am. **25**：391-414, 2000.
3) Mackinnon, S. E., Dellon, A. L.：Surgery of the peripheral nerves. Thieme, New York, 1988.
4) Caillaud, M., et al.：Peripheral nerve regeneration and intraneural revascularization. Neural Regen Res. **14**：24-33, 2019.
5) Cattin, A. L., et al.：Macrophage-induced blood vessels guide Schwann cell-mediated regeneration of peripheral nerves. Cell. **162**：1127-1139, 2015.
6) Scheib, J., Höke, A.：Advances in peripheral nerve regeneration. Nat Rev Neurol. **9**：668-676, 2013.
7) 上田和毅：【神経修復法—基本知識と実践手技—】Ⅱ．神経修復に関わる手術手技 3. 神経移植 遊離神経移植．PEPARS. **78**：33-39, 2013.
8) Lee, S. K., Wolfe, S. W.：Peripheral nerve injury and repair. J Am Acad Orthop Surg. **8**：243-252, 2000.
9) Wood, M. D., Mackinnon, S. E.：Pathways regulating modality-specific axonal regeneration in peripheral nerve. Exp Neurol. **265**：171-175, 2015.
10) Bolívar, S., et al.：Schwann cell role in selectivity of nerve regeneration. Cells. **9**：2131, 2020.
11) Bota, O., Fodor, L.：The influence of drugs on peripheral nerve regeneration. Drug Metab Rev. **51**：266-292, 2019.
12) Chan, K. M., et al.：Improving peripheral nerve regeneration：from molecular mechanisms to potential therapeutic targets. Exp Neurol. **261**：826-835, 2014.
13) 岩橋 徹ほか：メチルコバラミンはマクロファージ内の Akt リン酸化を促進し，末梢神経損傷後の炎症を軽減する．末梢神経. **31**：105-113, 2020.
14) Gold, B. G., et al.：The immunosuppressant FK506 increases the rate of axonal regeneration in rat sciatic nerve. J Neurosci. **15**：7509-7516, 1995.
15) Hayashi, A., et al.：Treatment modality affects allograft-derived Schwann cell phenotype and myelinating capacity. Exp Neurol. **212**：324-336, 2008.
16) Myckatyn, T. M., et al.：The effects of cold preservation and subimmunosuppressive doses of FK506 on axonal regeneration in murine peripheral nerve isografts. Can J Plast Surg. **11**：15-22, 2003.
17) Al-Majed, A. A., et al.：Brief electrical stimulation promotes the speed and accuracy of motor axonal regeneration. J Neurosci. **20**：2602-2608, 2000.
18) Gordon, T., et al.：Brief post-surgical electrical stimulation accelerates axon regeneration and muscle reinnervation without affecting the functional measures in carpal tunnel syndrome

patients. Exp Neurol. **223**：192-202, 2010.

19) Gordon, T., English, A. W.：Strategies to promote peripheral nerve regeneration：electrical stimulation and/or exercise. Eur J Neurosci. **43**：336-350, 2016.

20) 名取悠平ほか：神経再生における短期的神経刺激装置の有用性について．日本マイクロサージャリー学会学術集会プログラム・抄録集40周年記念：209, 2013.

21) Brushart, T. M. E.：Motor axons preferentially reinnervate motor pathways. J Neurosci. **13**：2730-2738, 1993.

22) Brushart, T. M., et al.：Schwann cell phenotype is regulated by axon modality and central-peripheral location, and persists *in vitro*. Exp Neurol. **247**：272-281, 2013.

23) Madison, R. D., et al.：Schwann cell influence on motor neuron regeneration accuracy. Neuroscience. **163**：213-221, 2009.

24) Moradzadeh, A., et al.：The impact of motor and sensory nerve architecture on nerve regeneration. Exp Neurol. **212**：370-376, 2008.

25) Kawamura, D. H., et al.：Matching of motor-sensory modality in the rodent femoral nerve model shows no enhanced effect on peripheral nerve regeneration. Exp Neurol. **223**：496-504, 2010.

26) Hayashi, A., et al.：Collateral sprouting occurs following end-to-side neurorrhaphy. Plast Reconstr Surg. **114**：129-137, 2004.

27) Hayashi, A., et al.：Axotomy or compression is required for axonal sprouting following end-to-side neurorrhaphy. Exp Neurol. **211**：539-550, 2008.

28) Gordon, T., et al.：Recovery potential of muscle after partial denervation：a comparison between rats and humans. Brain Res Bull. **30**：477-482, 1993.

29) 林　礼人ほか：顔面神経麻痺再建法における定義ならびに呼称　Fukushima提言．日形会誌．**34**：783-796, 2014.

30) Yamamoto, Y., et al.：Surgical rehabilitation of reversible facial palsy：facial-hypoglossal network system based on neural signal augmentation/neural supercharge concept. J Plast Reconstr Aesthet Surg. **60**：223-231, 2007.

31) Meena, P., et al.：Advances and clinical challenges for translating nerve conduit technology from bench to bed side for peripheral nerve repair. Cell Tissue Res. **383**(2)：617-644, 2021.

32) Matsumoto, K., et al.：Peripheral nerve regeneration across an 80-mm gap bridged by a polyglycolic acid(PGA)-collagen tube filled with laminin-coated collagen fibers：a histological and electrophysiological evaluation of regenerated nerves. Brain Res. **868**：315-328, 2000.

33) Saeki, M., et al.：Efficacy and safety of novel collagen conduits filled with collagen filaments to treat patients with peripheral nerve injury：a multicenter, controlled, open-label clinical trial. Injury. **49**：766-774, 2018.

34) Yoshizawa, H., et al.：End-to-side neurorrhaphy as Schwann cells provider to acellular nerve allograft and its suitable application. PLoS One. **11**：e0167507, 2016.

35) Sowa, Y., et al.：Adipose-derived stem cells promote peripheral nerve regeneration *in vivo* without differentiation into Schwann-like lineage. Plast Reconstr Surg. **137**：318e-330e, 2016.

36) Matsumine, H., et al.：Facial-nerve regeneration ability of a hybrid artificial nerve conduit containing uncultured adipose-derived stromal vascular fraction：an experimental study. Microsurgery. **37**：808-818, 2017.

37) Sowa, Y., et al.：Direct conversion of human fibroblasts into Schwann cells that facilitate regeneration of injured peripheral nerve *in vivo*. Stem Cells Transl Med. **6**：1207-1216, 2017.

38) Isaacs, J., et al.：Technical assessment of connector-assisted nerve repair. J Hand Surg Am. **41**：760-766, 2016.

39) Riccio, M., et al.：The amnion muscle combined graft(AMCG)conduits：a new alternative in the repair of wide substance loss of peripheral nerves. Microsurgery. **34**：616-622, 2014.

40) Miyamura, S., et al.：A nanofiber sheet incorporating vitamin B_{12} promotes nerve regeneration in a rat neurorrhaphy model. Plast Reconstr Surg Glob Open. **7**：e2538, 2019.

41) Fu, S. Y., Gordon, T.：Contributing factors to poor functional recovery after delayed nerve repair：prolonged denervation. J Neurosci. **15**：3886-3895, 1995.

42) Santosa, K. B., et al.：Clinical relevance of termi-

nal Schwann cells : An overlooked component of the neuromuscular junction. J Neurosci Res. **96** : 1125-1135, 2018.

43) Tomida, K., Nakae, H. : Efficacy of belt electrode skeletal muscle electrical stimulation on muscle flexibility of lower limbs : a randomized controlled pilot trial. Medicine(Baltimore). **99** : e23156, 2020.

44) Hynes, N. M., et al. : Preservation of denervated muscle by sensory protection in rats. J Reconstr Microsurg. **13** : 337-343, 1997.

45) Bain, J. R., et al. : Clinical application of sensory protection of denervated muscle. J Neurosurg. **109** : 955-961, 2008.

46) McKay Hart, A., et al. : Primary sensory neurons and satellite cells after peripheral axotomy in the adult rat : timecourse of cell death and elimination. Exp Brain Res. **142** : 308-318, 2002.

PEPARS No.172：14-21, 2021

◆特集／神経再生医療の最先端

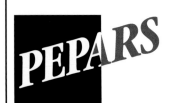

末梢神経縫合法のコツ

橋川 和信*

Key Words：神経縫合(neurorrhaphy)，端々神経縫合(end-to-end neurorrhaphy)，端側神経縫合(end-to-side neuror-rhaphy)，マイクロサージャリー(microsurgery)，神経移植(nerve graft)，人工神経(nerve conduit)

Abstract　　末梢神経縫合でより良い結果を出すためには，以下の点が重要である：
1）神経縫合の目的と目標を理解すること
2）神経縫合に適した手術用器械・材料を用いること
3）手術操作の対象と手技の内容をよく理解すること
4）結果を確認して手技の向上に努めること

はじめに

　末梢神経縫合は，いくつかの点で脈管吻合とは異なる．神経の扱いに若干の慣れが必要であることや，縫合の結果が判明するまでに時間を要することから，末梢神経縫合を敬遠する外科医もいるが，いくつかのポイントを押さえれば決して難しい手技ではない．末梢神経を縫合する際に重要なことは，①神経縫合の目的と目標を理解すること，②神経縫合に適した手術用器械・材料を用いること，③手術操作の対象と手技の内容をよく理解すること，④結果を確認して手技の向上に努めること，である．

　これまでに，末梢神経縫合の手技については数多く報告されている[1~5]．筆者も本誌の以前の号で自身の方法について述べたが[4]，末梢神経外科を取り巻く環境の変化とともに，いくつかアップデートされた点もある．本稿では，改めて末梢神経縫合に関する筆者の考えと行っている手技について述べる．

末梢神経縫合と脈管吻合の違い

　末梢神経細胞体が有する複数の突起のうちの1本は長く，神経軸索と呼ばれる．この神経軸索が，標的臓器の終末器官に電気的興奮を伝える役割を担っている．神経軸索が神経鞘または髄鞘に包まれたものが神経線維である．神経線維は神経内膜と呼ばれる疎性結合組織の中に存在しており，多数の神経線維が神経周膜と呼ばれる密性結合組織に包まれたものが神経束である．1つあるいは複数の神経束が神経上膜と呼ばれる疎性結合組織で周囲を覆われたものが，解剖学的な1本の末梢神経である（図1）．

* Kazunobu HASHIKAWA，〒466-8560　名古屋市昭和区鶴舞町65　名古屋大学大学院医学系研究科形成外科学，准教授

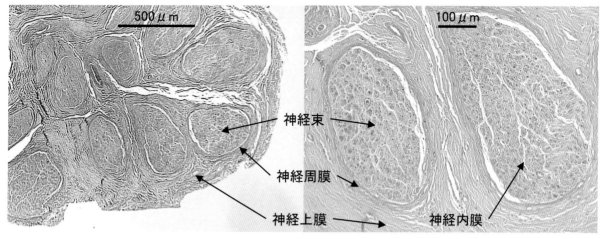

図 1. 末梢神経断面の解剖
　a：顔面神経断面の一部を示す．神経周膜に包まれた神経束が複数集合し
　　て，解剖学的な 1 本の神経となっている．神経周膜は膜構造であり，神経
　　上膜は膜の重なった層構造であることがわかる．
　b：左図の一部の拡大像を示す．神経内膜に包まれた複数の神経線維が多数
　　集合して神経束となっていることがわかる．

（文献 4 より引用）

　一般的な脈管は脈管壁から成る管腔状の構造物であり，その内容物は血液やリンパ液などの液体である．脈管壁は，内側から内膜，中膜，外膜と呼ばれる三層で構成され，内蔵する液体との接触面は内皮細胞で覆われている．

　脈管は管腔器官であるため，その接合は「吻合」と呼ばれることが多い．脈管吻合の際は，脈管壁同士が正確に密着するよう心掛け，吻合部において液体漏出や閉塞が起こらないようにしなくてはいけない．一方で，末梢神経は実質器官であるため，その接合は「縫合」と呼ばれる．末梢神経縫合の際は，断面同士が密着するように心掛ける必要があるが，末梢神経の中には無数の神経線維が集まっているため，縫合糸や縫合針で必要以上にこれらを傷つけないように注意する必要がある．

末梢神経縫合の目的と目標

　末梢神経縫合は，何らかの理由で切断または欠損している神経を修復する時や，中枢側が機能していない神経に他の正常な神経を移行する時，神経付きの flap を移植する時などに必要となる．その目的は，必要な数の（多くの場合で可及的多数

の）神経軸索を確実に標的器官に到達させることである．そのための本来の目標は，個々の神経軸索同士を接合させることであるが，現在の技術では不可能である．したがって実際には，神経線維の断端同士を障害物なくかつ撓むことなく合わせること，神経縫合部から神経線維が流出するのを避けること，縫合操作によって神経線維を傷害しないようにすること，などが現実的な目標となる．これらの目的と目標を達成するためには，正確で丁寧な手技が必要となる．また，末梢神経の再生を軸索レベルで理解しておくと，良好な結果を得る助けとなる（詳細は成書に譲る[6]）．

末梢神経縫合で用いる手術用機器・材料

1．概　要

　末梢神経縫合で用いる手術用機器・材料の多くは一般的な微小脈管吻合で用いるもので代用可能であるが，いくつかは専用のものがあれば便利である．機器・材料を選ぶ際に，手術操作対象のおおよそのサイズを知っておくとよい．神経線維の径は 1～10 μm，神経周膜の厚みは 10～20 μm，神経上膜の厚みは 10～100 μm，形成外科で縫合対

象となる多くの神経の径は 1〜5 mm（1,000〜5,000 μm），規格ごとの縫合糸の径は 40〜49 μm（8-0 縫合糸），30〜39 μm（9-0 縫合糸），20〜29 μm（10-0 縫合糸），10〜19 μm（11-0 縫合糸），縫合針の径は 50〜100 μm である．

2．手術用顕微鏡

より良い結果を出すためには，神経の断面同士を正確に接合させることに注力する必要がある．厚み 10〜100 μm の神経周膜や神経上膜を愛護的に操作するには，10 倍以上の高倍率の方が確実なため，手術用ルーペではやや力不足である．そのため，可能であれば手術用顕微鏡を用いる方がよい．また，神経の断面全体を視認しながら縫合するには，被写界深度が深い方が操作しやすい．可変式の絞りが付いている機種なら，できるだけ絞り込んで縫合操作に臨むようにする．

3．縫合糸・針

実質器官である末梢神経を縫合する際は，神経内に残る縫合糸自体が神経再生のスペースを奪う可能性があることに留意しなくてはいけない．そのため，必要な接合力が得られるように気を付けながら，可能な限り細い糸を用いて縫合数を少なくする方がよい．末梢神経の上膜は，脈管壁と違って厚みや硬度の偏在が少ないので，縫合数を少なくする確実な方法は，できるだけ均等に縫合することである．神経線維を傷めないよう，針も細い方が望ましい．

4．手術用器械

微小脈管吻合で用いる器械類を代わりに用いて神経を縫合することもできるが，末梢神経は表面に粘着性があって扱いにくい上に，10〜100 μm 程度の薄い膜を操作の対象とするため，先端がより細い鑷子があると便利である．また，径 5 mm 程度までの神経を一刀で鋭く切断できる剪刀があるとよい．神経縫合面に血液が残らないように気を配ることも同様に重要であるが，この操作にはブラシ付き吸引嘴管が有用である．

末梢神経縫合の実際

1．縫合の準備

A．断端の新鮮化

端々縫合の場合の両断端，端側縫合の場合の「端」断端は，瘢痕や損傷がなくて平坦になっていないと，効率のよい神経再生が起こらない．そのため，断端の新鮮化は極めて重要な操作である．専用の機器も市販されており，術者の好みで選べばよいが，よく手入れされた薄刃の剪刀があれば十分に目的を達することができる．どのような器械を用いるにせよ，断端を一刀で切断して新鮮化するように心掛ければ，平坦な断端を得ることが可能である．上膜周囲の結合組織や脂肪を断端から縫い代分プラス 1 mm 程度除去しておくと，後の操作が楽になる．また，陳旧例の中枢側断端で生じやすいが，新鮮化を行うことで，断端が膨張して神経束が飛び出してくることがある．このような時は，しばらく待ってからもう一度逸脱した神経束を鋭的切断することで新鮮化を行うと縫合しやすくなる．

B．縫合部にかかる緊張の処理

実際の臨床で悩まされるのが，縫合部に緊張がある場面である．8-0 縫合糸で外科結紮による単結節縫合をしてみて，縫合部が外れなければ概ね問題ないが，外れるようなら緊張が強すぎると判断する．緊張が強い時の対策としては，頭頸部など凹凸の多い術野であれば，神経を剥離することで解決できないか検討してみる．ただし，神経剥離が長くなるほど縫合部への血行が障害されることを念頭に置く必要がある．神経剥離で解決できない場合は，躊躇なく神経移植を行う方がよい．最近では，このような短いギャップがある状況でナーブリッジ®やリナーブ®などの神経再生誘導材（いわゆる人工神経）を用いることが増えてきている．その使用法については，本誌の他項で詳しく述べられている．

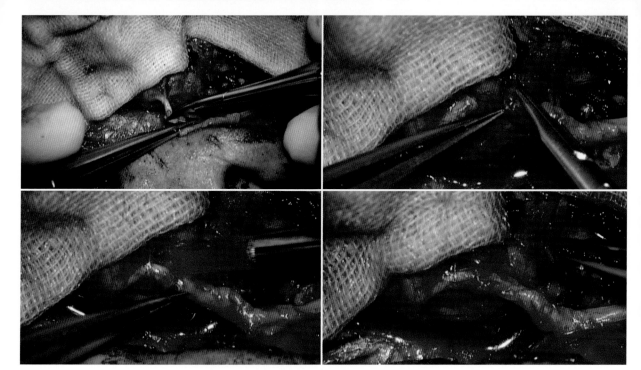

|a|b|
|c|d|

図 2. 端々神経縫合(腫瘍切除後顔面神経再建の際の，顔面神経上行枝断端
と移植神経(腓腹神経)の端々縫合)

a：顔面神経上行枝の断端を新鮮化するために，神経用に限定して使用して
いる剪刀で一刀のもとに切断しているところを示す．向かって左が顔面神
経上行枝，右が移植神経である．

b：Back-wall technique の 1 針目を示す．縫合部が強固となるように，移
植神経の神経上膜・周膜に縫合糸を通しているところであり，顔面神経側
は既に上膜側から糸をかけているため，こちらは断端側から糸をかけてい
る．断端側から針をかける時は，上膜が裂けやすいため，丁寧な運針が求
められる．

c：2 針目を移植神経に刺入する前に，移植神経断端の断面を観察している
ところを示す．最初に最深部を縫合することで，縫合部がアンカーとなっ
て神経の断面がよく見えるようになる．血液を吸引しているのはブラシ付
き吸引嘴管(ヤセック吸引嘴管)である．

d：端々縫合が終了したところを示す．神経束が縫合部から外にはみ出して
いないか，神経外の結合組織が縫合部から入り込んでいないかを確認する．

2．端々神経縫合(図 2)

A．概　要

　手技的にも，使用頻度的にも，端々縫合が神経
縫合手技の基本である．神経切断や短い神経欠損
を直接縫合する場合は，手術用顕微鏡の高倍率下
でよく観察して，本来の神経束同士が接合される
ように縫合する．神経移行などで他の神経と縫合
する時は，神経断面のうち神経線維が占めるのは
50～80％であることに留意して，可能な限り神経
束同士が重なるように縫合する方がよい．どのよ
うな方法で縫合するにせよ，バイトが大きいと神
経線維が撓みやすくなるため注意しなくてはいけ
ない(バックリング)．断面間にわずかな間隙をあ
けて縫合するのがよいとされるが，ちょうど合わ
さる程度を目標にしても問題はない．

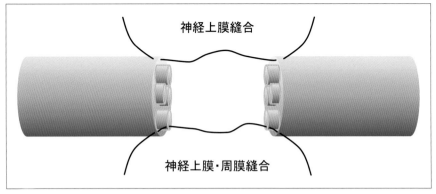

図 3. 神経上膜縫合と神経上膜・周膜縫合
神経上膜縫合は上膜のみに縫合糸をかけ，上膜・周膜縫合は上膜と
その深部にある周膜の双方に縫合糸をかける．1か所の神経縫合を
すべて同じ縫合法で行う必要はなく，これらの特徴を理解したうえ
で適宜組み合わせればよい．

（文献 4 より引用）

B．縫合法

端々神経縫合には様々な方法があるが，ここで
は神経上膜縫合法と神経上膜・周膜縫合法を挙げ
る（図 3）．

1）神経上膜縫合法

神経上膜のみに縫合糸をかける縫合であり，手
技的には容易である．神経線維を傷つけず，神経
束内に縫合糸を残さないので，神経再生には有利
と考えられるが，神経束同士を接合させるという
点では不利である．

2）神経上膜・周膜縫合法

神経上膜と神経周膜に縫合糸をかける方法であ
る．縫合部の緊張が強い時や神経束同士を合わせ
る時には向いているが，神経束内に縫合糸を残す
ため，細い神経の場合は神経再生に不利に働く可
能性がある．

3）縫合法の選択

上膜のみにかけると針が透見され，周膜にもか
けると透見されないことが多いため，縫合の深さ
の目安となる．上述した特徴を念頭に縫合法が選
択されるが，一般的には顔面神経や手の神経など
で上膜縫合法が用いられ，四肢の太い神経で上
膜・周膜縫合法が用いられる傾向にある．ただし，
一対の神経断面をすべて同じ方法で縫合する必要
はなく，適宜組み合わせればよい．神経束の配置
を整える時や，強度が必要な時に上膜・周膜縫合

を用いて，その他は上膜縫合とするのも一法であ
る．

4）Back-wall technique

神経縫合の時は脈管吻合時のようなクリップを
かけることができない．また，縫合部の血行を考
慮して最小限の神経剥離だけで縫合する時など
は，縫合部の翻転が難しいことがある．このよう
な時は，後壁から脈管吻合を始める手技である
back-wall technique[7]を応用すれば，比較的容易
に縫合できる．1針目である最深部の縫合を上
膜・周膜縫合にしておけば，縫合部の強度が増し
て，その後の操作の際も縫合が外れにくくなる．
Back-wall technique の長所は，最初から最後ま
で神経の断面を確認できることである．手技に慣
れるのにやや時間を要するが，すべてをこの方法
で行うようにすれば，より確実な縫合ができるよ
うになる．

3．端側神経縫合（図 4）

A．概　要

比較的新しい手技であるが，応用範囲が広く，
近年は様々な術式へと展開しているため[8]，でき
れば習得しておく方がよい．端側縫合部をどちら
向きに神経が再生していくかで，リンパ管静脈吻
合のように「端側」「側端」と呼び方を変えることも
あるが，いずれも手技は同じで構わない．端々縫
合と同様に，バイトが大きいと「端」となる側の神

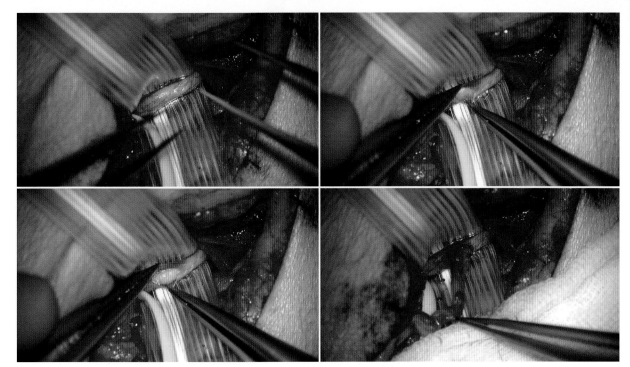

<table>
<tr><td>a</td><td>b</td></tr>
<tr><td>c</td><td>d</td></tr>
</table>

図 4. 端側神経縫合（顔面神経—舌下神経クロスリンク型神経移植の際の，舌下神経と移植神経（腓腹神経）の端側縫合）

a：舌下神経の深部にペンローズドレーンを通し，セッティングが終了したところを示す．

b：微小鑷子を用いて舌下神経側壁を上膜開窓したところを示す．上膜を鑷子で摘まんでいる．開窓部から半透明のやや硬い膜構造である周膜に包まれた神経束を確認できる．

c：さらに深部に進めて，微小鑷子で周膜開窓したところを示す．右手の鑷子は上膜と周膜を摘まみ，左手の鑷子は上膜のみを摘まんでいる．開窓部から白色がかった軟らかい組織である神経線維の束を確認できる．

d：移植神経との端側縫合が終了したところを示す．神経束が縫合部から外にはみ出していないか，神経外の結合組織が縫合部から入り込んでいないかを確認する．

経線維にバックリングが生じるため注意する．

B．神経上膜開窓法

「側」となる側の神経の側壁を神経上膜だけ開窓する方法である．神経上膜は疎な結合組織からなる層構造であるため，メスや剪刀で鋭的に切除するよりも，微小鑷子を用いる方がやりやすい．鑷子で組織の感触を感じ取りながら深部に向かって割き分けていけば，半透明のやや硬い膜構造である周膜に到達する．引き続き鑷子を用いて，この周膜上で必要なだけ上膜を開ければよい．

C．神経周膜開窓法

「側」となる側の神経を神経周膜まで開窓する方法である．神経周膜は密な結合組織からなる薄い膜構造であるため，どのような方法で開窓しても大きな違いはないが，周膜下にある神経線維を過剰に損傷しないようにするためには，ここでも微小鑷子を用いる縫合が有用である．薄くてやや硬い半透明の膜である周膜を鑷子で割き広げると，白色がかった軟らかい組織である神経線維が中からはみ出してくる．周膜の断端を鑷子で摘まみながら，必要なだけ周膜を開けるようにすれば，最低限の神経線維損傷で済む．

D．神経部分切除（切開）法

「側」となる側の神経線維を，神経の連続性が維持されるように部分的に切除（切開）する方法である．標準的な方法である神経上膜ごと楔状に切除

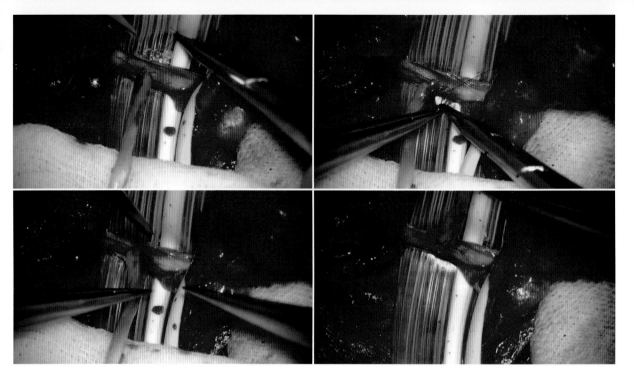

図 5. 端側神経縫合における連続縫合(顔面神経―舌下神経クロスリンク型神経移植の際の，舌下神経と移植神経(腓腹神経)の端側縫合)

a	b
c	d

a：舌下神経の側壁を周膜開窓し，移植神経との縫合を開始する．図は，向かって左端に1針目をかけて，縫合糸を結紮したところを示す．

b：向こう側の半周を連続縫合しているところを示す．脈管吻合時の一般的な運針で問題はない．

c：右端まで縫合を進め，縫合糸を結紮したところを示す．強く結紮すると縫合部周径が短くなるため，注意しなくてはいけない．

d：同様にこちら側を縫合し，端側縫合が終了したところを示す．神経束が縫合部から外にはみ出していないか，神経外の結合組織が縫合部から入り込んでいないかを確認する．

するやり方でもよいが，上膜の外からでは内部が見えない上に，技術的な難度がやや高いため，神経線維切除量のコントロールが難しい．まず神経上膜開窓または周膜開窓を行い，神経束や神経線維が透見できるようにしてから神経線維を切除すると，容易に切除量をコントロールできる．

E．縫合法の選択

どの深さまで「側」となる側の神経を開窓または切除するかは，標的器官に到達させたい神経軸索の量や，どの程度まで神経軸索を失う余力があるかを考えて決めることになる．ただし，現在のところは高いレベルのエビデンスがないため，術者の経験と考え方に拠らざるを得ない．

F．Back-wall technique

端側神経縫合は縫合部を翻転できないことが多

く，back-wall technique に頼る機会が増える．端々縫合の時と同様に，最初の1針の「端」となる側を神経上膜・周膜縫合にしておけば，縫合部の強度が上がり，後の操作の際も外れにくくなる．また，上膜縫合の際に「端」となる側の神経の断端側から針を刺入すると，上膜が裂けてしまうことがある．端側縫合の場合は，「端」となる神経の上膜側から先に針を刺入するようにすると縫合しやすい．

4．連続神経縫合(図5)

脈管吻合では連続縫合がよく用いられているが，末梢神経縫合ではあまり用いられない．しかし，端側神経縫合や径の差が少ない端々神経縫合では有用である．長所は，縫合時間が短くて済むこと，神経束が縫合部から出てこないようにコン

20 PEPARS No.172 2021

トロールしやすいことである．短所は，径の差が大きい時には向かないこと，糸を結紮する時に強く締めすぎると縫合部周径が短くなってしまうことである．

実際に縫合する時は，脈管吻合時の基本手技である外周の0°と180°を起点として半周ずつ縫合する方法が簡便である．神経束が出てきそうなところは，周膜に糸をかけるようにすると容易に収めることができる．脈管と違って液体の漏出を防ぐ必要がないため，上膜同士が軽く合わさる程度の強さで結紮すれば十分であり，このようにすることで周径の短縮を防ぐことができる．

術後の経過観察と手技へのフィードバック

神経縫合は結果が判明するまで一定の期間を要する．そのため，ともすれば結果を手技にフィードバックすることを怠りがちである．もちろん，神経縫合の結果は手技だけで決まるものではないが，他の手術と同じく，手技がある程度のレベルに達していないと他の要因の影響を検証することができない．特に研修中の外科医には，できるだけ自らの神経縫合手技を動画で記録しておき，結果が判った時点で見直すことを勧める．結果がよかった時と悪かった時の手技の違いを確認する習慣が身につけば，すぐに標準レベルに達することができる．

おわりに

末梢神経縫合は，真皮縫合などと同様に，手術の目的ではなく手段である．多くの外科医が習得している技術であり，決して難しい手技ではない．はじめに述べたポイントを押さえれば，すぐに上達することができる．それに加えて，神経の解剖・生理・病理と再生過程を正しく理解するようにすれば，するべきこととするべきでないことが決まり，より良い結果へと繋がる．本稿がその一助となれば幸いである．

参考文献

1) Wood, M. B., et al.：神経の修復と再建．マイクロサージャリーによる再建手術アトラス．岩谷　力ほか訳．11-30，メディカル・サイエンス・インターナショナル，1991.
2) 古川洋志ほか：【イチから始めるマイクロサージャリー】神経のマイクロサージャリー　我々の縫合法―筆者らの施設で推奨する神経縫合法の詳細な手技―．PEPARS．69：68-74，2012.
3) 柴田　実ほか：【イチから始めるマイクロサージャリー】神経のマイクロサージャリー　我々の神経縫合法．PEPARS．69：75-89，2012.
4) 橋川和信：【神経修復法―基本知識と実践手技】末梢神経縫合―端々縫合と端側縫合―．PEPARS．78：16-22，2013.
5) 五谷寛之：【外科系医師必読！形成外科基本手技30―外科系医師と専門医を目指す形成外科医師のために―】末梢神経縫合，自家神経移植，神経移行術，神経再生誘導術の基礎と現状．PEPARS．159：200-210，2020.
6) Lundborg, G.：Nerve Injury and Repair：Regeneration, Reconstruction, and Cortical Remodeling(2nd ed)．Elsevier, 2004.
　　Summary　末梢神経の解剖・生理・病理から神経再生，修復手術，リハビリテーションまでを述べた教科書である．約250ページとコンパクトにまとめられているため読みやすい．通読することを薦める．
7) Yamamoto, Y., et al.：Microsurgical reconstruction of the hepatic and superior mesenteric arteries using a back wall technique. J Reconstr Microsurg. 15：321-325, 1999.
8) 橋川和信：【顔面神経麻痺の治療 update】陳旧性顔面神経不全麻痺に対するクロスリンク型神経移植術．PEPARS．92：87-93，2014.

形成外科領域雑誌　ペパーズ

PEPARS

No.159
2020年増大号

外科系医師必読！
形成外科基本手技30
―外科系医師と専門医を目指す形成外科医師のために―

編集／大阪医科大学教授　上田晃一

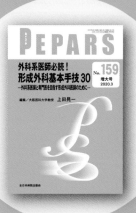

PEPARSのあの大ヒット特集が帰ってきました！
内容が**3倍**になって大幅ボリュームUP！
形成外科手技の**A to Z**を網羅した大充実の1冊です。

2020年3月発行　B5判　286頁
定価5,720円（本体5,200円＋税）

さらに詳しい情報と
各論文のキーポイントは
こちら！

全日本病院出版会　〒113-0033 東京都文京区本郷 3-16-4　Tel：03-5689-5989
www.zenniti.com　Fax：03-5689-8030

PEPARS No.172：23-29, 2021

◆特集／神経再生医療の最先端

四肢の神経修復の実際

河村　健二＊

Key Words：末梢神経(peripheral nerve)，神経損傷(nerve injury)，人工神経(artificial nerve)，神経移植(nerve graft)，神経交叉縫合(nerve transfer)，マイクロサージャリー(microsurgery)

Abstract　　四肢の神経修復法は，成績が最も良好な神経縫合が基本である．神経欠損により神経縫合が行えない場合には，神経移植，神経架橋，神経交叉縫合が適応される．神経移植は一般的には遊離自家神経移植が行われるが，神経欠損が大きい場合，中枢での神経欠損，移植床の血行が不良な部位での神経欠損に対しては，血管柄付き神経移植が適応される．ドナー障害のない同種神経移植が一般的に行われている国もあるが，本邦では行われていない．静脈による神経架橋は知覚神経の欠損が大きくない症例に対しては有用であるが，近年では人工神経を用いた神経架橋の方が普及している．腕神経叢引き抜き損傷に対しては，健常な神経を損傷した神経に移行する神経交叉縫合が適応される．神経修復後の神経腫に対しては，脂肪筋膜弁による被覆が有効なことがある．四肢の神経修復法の選択と手術手技の実際を解説する．

はじめに

　四肢神経損傷の修復法は，神経縫合，神経移植，神経架橋，神経交叉縫合(神経移行)に大別できる．損傷した神経断端同士を直接縫合する神経縫合が最も成績が良好であるが，欠損により神経縫合が行えない場合には，他の方法を選択せざるを得ない．神経移植には自家神経移植と同種神経移植がある．海外ではドナー障害のない同種神経移植が一般的に行われている国もあるが[1]，本邦では行われていない．自家神経移植は一般的には遊離神経移植が行われるが，大きな神経欠損，中枢での神経欠損，移植床の血行が不良な部位での神経欠損に対しては血管柄付き神経移植が適応される[2]．神経架橋は神経以外の自家組織や人工物で神経断端同士を架橋する方法で，導管構造の静脈や人工神経が用いられる[3]．神経交叉縫合は，損傷した神経の中枢断端と末梢断端をつなぐことは

諦めて，健常な神経を損傷した神経の末梢断端に移行する方法で，腕神経叢引き抜き損傷などに対して用いられている[4]．神経修復後の神経腫は難治性であることが多いが，脂肪筋膜弁による被覆が有効な場合がある[5]．本稿では，それぞれの神経修復法について，四肢神経損傷の実際の症例を呈示して解説する．

神経縫合

　神経縫合において最も重要なことは，緊張のない神経縫合を行うことである．神経縫合部の緊張は，神経断端の阻血・壊死・瘢痕化の原因となり良好な神経回復が期待できない．緊張のない神経縫合が不可能と判断した場合には，神経移植などによる修復法を選択する．縫合の前には神経両断端を新鮮化する．縫合法は相対する神経束同士を同定して縫合する神経周膜縫合と，神経断端同士を密着させて神経上膜のみを縫合する神経上膜縫合がある．運動神経と感覚神経を含む混合神経では過誤支配が起こらないように，相対する神経束同士を正しく合わせることが機能回復に重要とな

＊ Kenji KAWAMURA，〒634-8522　橿原市四条町 840　奈良県立医科大学玉井進記念四肢外傷センター，准教授

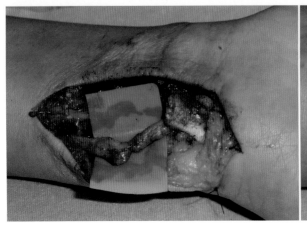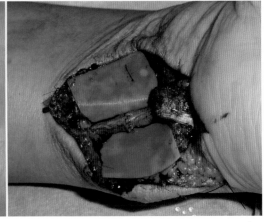

図 1. 神経縫合　　　　　　　　　　　　a|b
a：尺骨神経および尺側手根屈筋腱の断裂を認めた.
b：神経上膜縫合を行った状態

る．神経束の太さや断面での位置，神経上膜に存在する栄養血管の位置などを参考にして相対する神経束を同定する.

症例 1：40 歳台，女性

自傷行為で左手関節部掌側の切創を受傷した．近医で皮膚縫合をされた後も，左手尺側のしびれと環指と小指の伸展障害が持続するために当院を受診した．手術所見では，尺骨神経および尺側手根屈筋腱の断裂を認めた(図 1-a)．尺骨動静脈の損傷は免れていた．神経断端を新鮮化し神経上膜縫合で修復した(図 1-b).

自家神経移植

1．ケーブルグラフト

正中神経などの径の太い神経の欠損に対しては，複数本の遊離神経移植によるケーブルグラフトが適応される．ドナーは腓腹神経か前腕内側皮神経を選択する．腓腹神経は直径 2～3 mm で，最大 40 cm まで採取可能である．前腕内側皮神経は直径 1～2 mm で，最大 20 cm まで採取可能である．腓腹神経の方が長い神経が採取可能であるため多用される．ドナー障害としては，腓腹神経では足部外側の知覚障害，前腕内側皮神経では前腕内側の知覚障害が必発である．神経欠損部に採取したドナー神経を束ねてケーブル状に移植する.

症例 2：50 歳台，男性

左手関節部での正中神経損傷に対して約半年前に他院で手術をされたが，手のしびれと痛みが改善しないために当院を受診した．手術所見では，正中神経は損傷部を中心に神経腫を形成していた(図 2-a)．神経腫を切除すると約 5 cm の欠損が生じた．採取した腓腹神経を神経欠損長に合わせて切断し，6 本の腓腹神経を束ねてフィブリン糊を用いて円筒状に形成した(図 2-b)．形成した腓腹神経を正中神経欠損部に移植した(図 2-c).

2．後骨間神経終末枝移植

後骨間神経の終末枝は，手関節の知覚枝であり，径は約 1 mm である．Elgafy らの後骨間神経の解剖研究によると，長母指伸筋への運動枝を出してから手関節までの距離は約 6 cm である[6]．すなわち，採取可能な後骨間神経終末枝の最大長は約 6 cm と制限があるため，神経移植のドナーとしての適応は限られる．しかしながら，他のドナー神経と異なり後骨間神経終末枝は採取しても障害が出ない利点があるため，指神経や橈骨神経浅枝などの欠損が大きくない知覚神経の再建に対してよい適応がある.

症例 3：40 歳台，男性

右示指掌側の切創に対して 2 か月前に他院で皮膚縫合のみが施行されたが，指の知覚が回復しないために当院を受診した．手術所見では，尺側固有指神経が損傷部を中心に神経腫を形成していた(図 3-a)．同側手関節背側から後骨間神経を採取し(図 3-b)，約 2 cm の移植を行った(図 3-c).

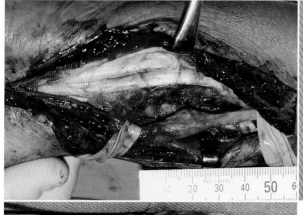
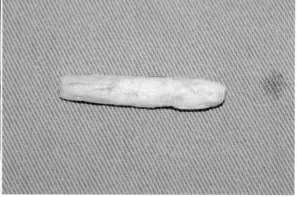
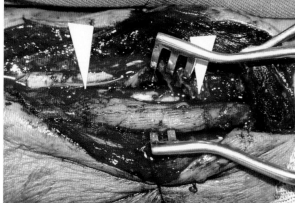

a b
c

図 2.
ケーブルグラフト
a：正中神経損傷部に神経腫の形成を認めた.
b：腓腹神経を束ねてフィブリン糊で円筒状に形
　　成した.
c：正中神経欠損部に移植した状態
（文献 2 から引用）

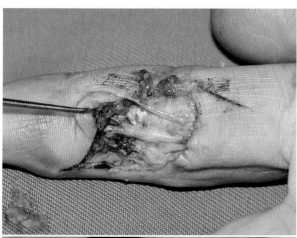
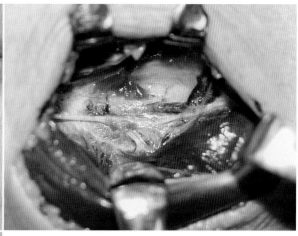
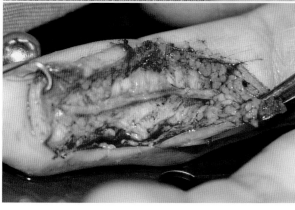

a b
c

図 3.
後骨間神経終末枝移植
a：指神経損傷部に神経腫の形成を認めた.
b：前腕遠位背側を展開すると後骨間動静脈と伴
　　走する後骨間神経が確認できる.
c：指神経欠損部に移植した状態
（文献 2 から引用）

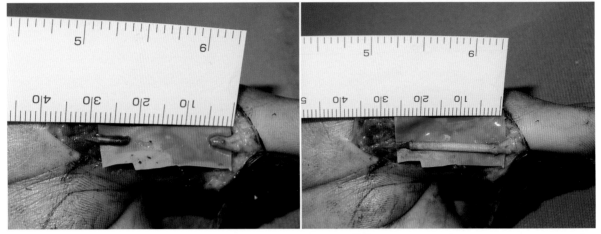

図 4. 人工神経を用いた架橋　　　　　　　　a｜b
a：母指橈側神経に約 2 cm の欠損を認めた.
b：ナーブリッジ®を用いて神経断端同士を架橋した状態

3．血管柄付き神経移植

血管柄付き神経移植は，通常の遊離神経移植では回復が不良な大きな神経欠損，中枢での神経欠損，移植床の血行が不良な神経欠損に対して行われる．臨床応用としては，血管柄付き腓腹神経移植，血管柄付き橈骨神経浅枝移植，血管柄付き外側大腿皮神経移植，血管柄付き内側前腕皮神経移植，血管柄付き尺骨神経移植などの報告がある．土井らは，遊離神経移植と血管柄付き神経移植の四肢神経欠損に対する成績を検討した結果，中枢での 10 cm 以上の神経欠損，皮膚欠損を合併した神経欠損に対しては血管柄付き神経移植の方が優れていると報告している[7].血管柄付き尺骨神経移植は，全型腕神経叢損傷や上腕切断などの，特定の条件下でのみ適応される[8].特に，全型腕神経叢損傷に対する健側第 7 頚椎神経根移行術での血管柄付き尺骨神経移植の併用は有用と報告されている[9].

神経架橋

1．静脈架橋

神経断端間を静脈移植により架橋する方法である．静脈内腔の閉塞予防と神経再生の足場とし て，静脈内腔に筋肉や脂肪組織などを充填する方法も報告されている[10].本法は指神経や橈骨神経浅枝などの欠損の小さな知覚神経に対しては回復が良好で，また，神経移植のようなドナー障害がないために有用である．

2．人工神経

生体親和性と生体吸収性があり神経再生の足場となる導管構造の人工物が人工神経として利用されている．本邦では 2013 年に人工神経が発売され，現在使用可能な人工神経は，ポリグリコール酸とコラーゲンで構成された神経再生誘導チューブ（ナーブリッジ®）とコラーゲンのみで構成されている神経再生誘導材（リナーブ®）の 2 つである．自家神経移植のようなドナー障害がないのが人工神経の最大の利点である[11].人工神経の四肢の神経欠損への最もよい適応は，3 cm 未満の指神経のような細い知覚神経の欠損であり[12]，大きな欠損，太い神経，運動神経や混合神経に対しては自家神経移植の方が優れている．

症例 4：60 歳台，男性

左母指の切創に対して 3 か月前に他院で皮膚縫合のみが施行されたが，痛みとしびれが持続するために当院を受診した．手術所見では，母指橈側

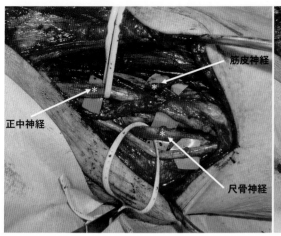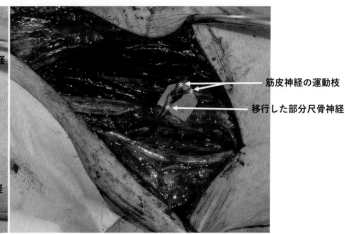

図 5. 神経交叉縫合術
a：上腕近位で筋皮神経，尺骨神経などを露出した状態
b：筋皮神経運動枝に対して尺骨神経部分移行術を行った状態

神経が損傷しており，瘢痕部を切除すると約2cm
の欠損を生じた（図4-a）．ナーブリッジ®を用いて
神経断端同士を架橋した（図4-b）．

神経交叉縫合

　神経交叉縫合は健常な神経を損傷した神経の末
梢に移行することで神経の再支配を誘導する方法
であり，損傷した神経の修復が不可能な腕神経叢
引き抜き損傷に最もよい適応がある．また，神経
再支配までに神経筋接合部の変性や筋萎縮が進行
するために，神経修復を行っても機能回復が困難
な中枢での神経損傷に対しても適応があり，高位
尺骨神経損傷に対する方形回内筋運動枝の尺骨神
経運動枝への移行術などが報告されている[13]．移
行する神経はドナー障害の少ない神経を選択する
必要がある．腕神経叢引き抜き損傷に対しては，
上位型（第5・6頚椎神経根損傷）に対しては，肩と
肘の屈曲機能再建として肩甲上神経への副神経移
行術，腋窩神経運動枝への橈骨神経部分移行術，
筋皮神経運動枝への尺骨神経部分移行術（Oberlin
法）がよく行われているが[14]，全型損傷に対して
は肋間神経移行術による肘屈曲再建が適応され
る．いずれの神経交叉縫合術も，神経筋接合部の

変性や筋萎縮が進行した後には効果が得られない
ので，受傷から6か月以内に行う必要がある．
　症例5：50歳台，男性
　林業での伐採中に木の下敷きになり受傷した．
左肘の屈曲障害が出現し，MRIで第6頚椎神経根
引き抜き損傷と診断され当院を受診した．受傷か
ら3か月後に尺骨神経部分移行術を行った（図5）．

神経腫の治療

　神経損傷の治療が行われなかった場合には断端
神経腫が生じて耐えがたい痛みが生じる場合があ
る．また，たとえ神経修復術を行ったとしても
様々な要因により修復部で神経腫を生じることも
ある．断端神経腫に対しては，神経断端の焼灼術，
骨内や筋肉内への埋没術，自家組織や人工物によ
り神経断端を被覆する方法（nerve cap）などが報
告されているが[15]，難治性であることが多い．神
経修復後の連続性のある神経腫も難治性であるこ
とが多いが，脂肪筋膜弁で被覆することにより除
痛効果が得られる場合がある[5]．

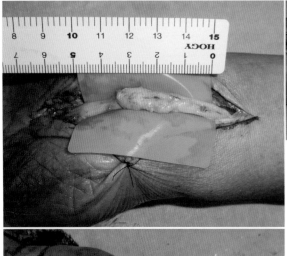
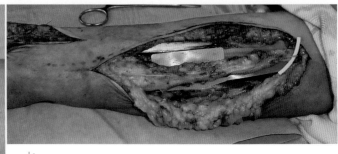
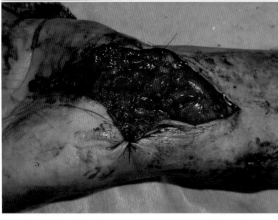

図 6.
神経腫に対する脂肪筋膜弁
　a：正中神経に有連続性の神経腫を認めた.
　b：橈骨動脈穿通枝脂肪筋膜弁を挙上した.
　c：脂肪筋膜弁で神経腫を被覆した状態

症例 6：70 歳台，女性

　他院にて左手根管症候群の手術の際に正中神経損傷を受傷し，即座に神経縫合術が施行された．1 年経過後も左手の疼痛が改善しないために当院を受診した．手術所見では，正中神経に有連続性の神経腫を認め，橈骨動脈穿通枝脂肪筋膜弁で神経腫を被覆することで疼痛は改善した（図 6）．

まとめ

　四肢の神経損傷の修復は神経縫合が基本である．神経欠損に対しては，自家神経移植が最も成績が良好であるが，ドナー障害を考慮する必要があるため，比較的小さな知覚神経の欠損には人工神経が適応される．腕神経叢引き抜き損傷に対しては神経交叉縫合術を受傷から 6 か月以内に行う必要がある．神経腫に対しては脂肪筋膜弁による被覆が有効な場合がある．

参考文献

1）Zhu, S., et al.：Analysis of human acellular nerve allograft reconstruction of 64 injured nerves in the hand and upper extremity：a 3 year follow-up study. J Tissue Eng Regan Med. **11**：2314-2322, 2017.

2）河村健二：【神経修復法—基本知識と実践手技—】四肢神経欠損．PEPARS．**78**：84-89，2013．

3）Rinker, B., et al.：A prospective randomized study comparing woven polyglycolic acid and autogenous vein conduits for reconstruction of digital nerve gaps. J Hand Surg Am. **36**：775-781, 2011.
　Summary　指神経欠損に対する架橋法として人工神経と静脈移植の成績を比較検討した結果では差がないことを報告した文献．

4）Oberlin, C., et al.：Nerve transfer to biceps muscle using a part of ulnar nerve for C5-C6 avulsion of the brachial plexus：Anatomical study and report of four cases. J Hand Surg Am. **19**：232-237, 1994.

5) Adani, R., et al.：Treatment of painful median nerve neuroma with radial and ulnar artery perforator adipofascial flaps. J Hand Surg Am. **39**：721-727, 2014.

6) Elgafy, H. T., et al.：The anatomy of the posterior interosseous nerve as a graft. J Hand Surg Am. **25**：930-935, 2000.
Summary　後骨間神経の解剖研究を行い神経移植のドナーとしての使用法を報告した文献．

7) 土井一輝ほか：血管柄付き神経移植の遠隔成績―従来法との臨床的比較検討―．整形外科と災害外科．**39**：1383-1387，1991．
Summary　自家神経移植と血管柄付き神経移植の成績を比較して血管柄付き神経移植の適応について述べた文献．

8) 服部泰典ほか：血管柄付き尺骨神経移植術．日マイクロ会誌．**18**：376-382，2005．
Summary　血管柄付き尺骨神経移植の手技，適応についての総説．

9) Chuang, D. C., et al.：Minimum 4-year follow-up on contralateral C7 nerve transfers for brachial plexus injuries. J Hand Surg Am. **37**：270-276, 2012.

10) Marcoccio, I., et al.：Muscle-in-vein nerve guide for secondary reconstruction in digital nerve lesions. J Hand Surg Am. **35**：1418-1426, 2010.

Summary　指神経欠損に対する静脈架橋法の有用性を報告した文献．

11) 村田景一：【Step up！マイクロサージャリー―血管・リンパ管吻合，神経縫合応用編―】神経再生誘導チューブを用いた神経再建術．PEPARS. **128**：83-90，2017．

12) Saeki, M., et al.：Efficacy and safety of novel collagen conduits filled with collagen filaments to treat patients with peripheral nerve injury：a multicenter, controlled open-label clinical trial. Injury. **49**：766-774, 2018.
Summary　3 cm 未満の手関節より末梢の知覚神経の欠損に対しては，人工神経と自家神経移植では成績に差がないことを報告した文献．

13) Brown, J. M., et al.：Distal median to ulnar nerve transfers to restore ulnar motor and sensory function within the hand：technical nuances. Neurosurgery. **65**：966-977, 2009.

14) Leechavengvongs, S., et al.：Combined nerve transfer for C5 and C6 brachial plexus avulsion injury. J Hand Surg Am. **31**：183-189, 2006.

15) Eberlin, K. R., Ducic, I.：Surgical algorithm for neuroma management：a changing treatment paradigm. Plast Reconstr Surg Glob Open. **6**：e1952, 2018.

PEPARS No.172：30-38, 2021

◆特集／神経再生医療の最先端

新鮮顔面神経損傷に対する神経修復法

清水　史明*

Key Words：顔面神経(facial nerve)，端々縫合(end-to-end neurorrhaphy)，端側縫合(end-to-side neurorrhaphy)，ネットワーク型再建(network like reconstruction)

Abstract　　顔面神経損傷において麻痺が陳旧化する前の時期における神経再建の治療戦略について概説した．損傷発症時に，麻痺の自然回復の可能性がない場合は，なるべく早期に再建を行う．顔面神経中枢断端が良好な状態であれば，そこに神経縫合もしくは神経移植を行い再建する．一方で，中枢断端が使用できない状態であれば，他神経を動力源とした再建を行う．動力源神経の選択肢として，健側顔面神経頬筋枝・頬骨枝，患側舌下神経，患側咬筋神経，患側副神経などが挙げられる．神経移植は自家神経移植にて行われ，採取部として腓腹神経，頚神経，大耳介神経，前腕皮神経や外側大腿皮神経などがある．自家神経以外の選択肢として現在は人工神経が挙げられるが，本製品による運動機能の回復は自家神経のそれに比べるとまだ及ばないため，第一選択にはなっていない．今後，細胞移植を併用したハイブリッド法などの開発が期待される．

はじめに

末梢における新鮮顔面神経損傷では，可能な限り早期に神経修復を行うことが必要となる．顔面神経が支配する表情筋は極めて菲薄な組織であり，脱神経状態が1〜2年と長期化すると不可逆的な退行性変化を生じ，いわゆる陳旧性顔面神経麻痺の状態となる．この段階で神経再建を行っても回復は難しいと言われている[1)2)]．今回は，不可逆的な退行性変化が生じる前の期間での顔面神経再建法についてその治療戦略について述べる．

新鮮顔面神経損傷に対する神経修復の戦略

図1に当科での新鮮顔面神経損傷に対する治療戦略アルゴリズムを示す．神経損傷の程度でSunderland分類Ⅳ度以上(いわゆる神経断裂(neurotmesis))のものは自然回復の見込みなしと判断する．回復の見込みのないもので，中枢断端が縫合可能な状態で残っていた場合は，そこに直接縫合もしくは，自家神経移植を行い縫合する．何らかの理由で損傷当日に縫合できない症例においても，表情筋の不可逆的な退行が起きる前であれば，同様の処置にて対応する．患側顔面神経中枢断端が使用できない場合は，顔面交叉神経移植術(cross face nerve graft)や神経移行術(nerve transfer)など別神経を動力源として神経再建を行う．主な動力源として，健側顔面神経頬筋枝・頬骨枝，患側舌下神経，患側咬筋神経，患側副神経などが選択されることが多く，多くの場合は神経移植を介してこれが行われる．Sunderland分

---

* Fumiaki SHIMIZU, 〒879-5593　由布市挟間町医大が丘1-1　大分大学医学部附属病院形成外科，診療教授

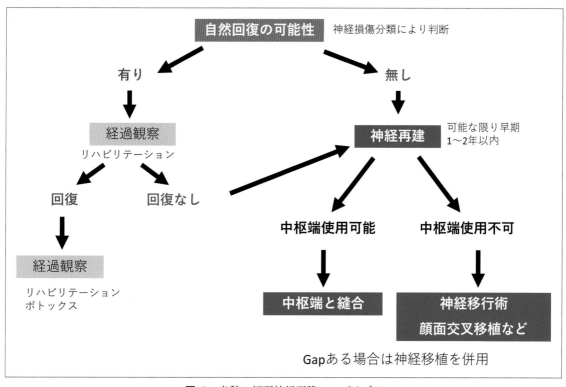

図 1. 当科の顔面神経再建アルゴリズム

類でⅢ度以下のもので，回復の見込みがあるもの
は，いったん経過観察を選択する場合が多い．そ
の期間は表情筋マッサージおよびバイオフィード
バックなどのリハビリテーションを継続的に行
う．経過観察中に回復を認めない場合は，表情筋
の不可逆的な退行性変化を認める前に神経再建を
前述の方針に従って行う．当科では発症 6～12 か
月を経過観察期間の目安としている．また，回復
見込みを評価するもう 1 つの目安として，Electro-
neurography（ENoG）検査を行うこともある．患
側顔面神経本幹刺激による表情筋誘発筋電図の振
幅が健側のそれと比べて 10% 以下の場合は回復
する可能性は低いという報告もあり[3]，再建時期
を決める参考としている．

1．端々神経縫合

詳細は別章に譲る．形成外科領域では神経上膜
縫合か神経上膜・周膜縫合が多く用いられる．顔
面神経は神経周膜がわかりづらく，神経束がはっ
きりしないため，神経上膜縫合が用いられる[4]．

2．端側神経縫合

「側」となる神経の側壁の処理法により神経上膜
開窓（epineural window）と神経部分切断（partial
neurectomy）などがある[4]．従来は，部分切断部へ
の端側縫合法が主流であった．しかし，1991 年に
May らは舌下神経に epineural window を作成し，
端側縫合を用いた顔面神経再建を行い，良好な麻
痺の回復を認めたと報告した[5]．さらに 1992 年以
降 Viterbo らは動物モデルにて，epineural win-
dow に端側縫合を行い，部分切断を行わなくて
も，側枝発芽（collateral sprouting）が生じること
を証明した．さらに，epineural window を作成し
なくても端側縫合にて collateral sprouting が生じ
ることも報告した[6]~[8]．そのため現在では，epi-
neural window を作成した場合も作成しない場合
においても，端側縫合部から軸索の collateral
sprouting が生じると考えられており，犠牲の少な
い方法として端側縫合法は多く用いられるように
なっている．Epineural window 作成では，剪刀で
上膜を開窓し，神経上膜をそれぞれ縫合する．神

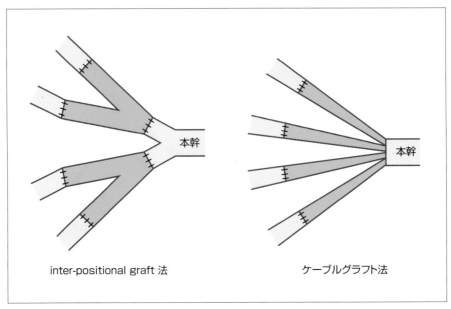

図 2. 一期的顔面神経再建

経部分切断では，神経上膜の上から神経径の約
1/3 以下を目安に部分切断または楔状に切除し
て，神経上膜同士を縫合する．楔状切除の方が端
側縫合において，多くの軸索に移植神経への侵入
がみられると思われるが，当科では部分的とはい
え「側」となる神経の機能損失を最小限にしたいた
め，epineural window 作成のみを行い端側縫合を
行っている．

3．自家神経移植法

　自家移植神経の採取部としては，腓腹神経，頸
神経，大耳介神経，前腕皮神経，外側大腿皮神経
などが用いられることが多い[9]．特に腓腹神経は
40 cm 程度の長い神経が採取可能であり，多く用
いられている．本神経は知覚神経であり，採取に
より外果周囲の知覚障害が生じるため，手術前に
十分にインフォームドコンセントを行う必要があ
る．腓腹神経を移植する際は，中枢端と末梢端を
反転させて移植する reversed nerve graft 法にて
行っている．これは，中枢からの再生軸索が分枝
に埋入して，再生軸索が無駄になる可能性がある
と考えているためである．前述の通り顔面神経は
神経束を選択的に縫合することは難しいため，神
経上膜縫合を用いている．

一期的顔面神経再建法

　耳下腺癌などで，顔面神経本幹を含めて切除さ
れた場合は，可能な限り神経移植による即時再建
を行うことが望ましい．多く用いられている方法
として，顔面神経欠損部の中枢側と末梢側間に神
経移植を行う，inter-positional graft 法や1本の
本幹断端に複数本の移植神経を束にして，本幹か
ら放射状に各枝に移植する，いわゆるケーブルグ
ラフト法がある[9]（図2）．顔面神経欠損中枢側にお
いて，上行枝と下行枝が温存されている時は，inter-
positional graft 法にて再建を行う．上行枝支配と
下行枝支配を分離することで病的共同運動の程度
を軽減できる可能性があるためである．さらに近
年，前述の通り端側縫合の有用性が見直され，
2004 年に垣淵らは1本の移植神経を本幹に端々縫
合し，その後，各顔面神経分枝の断端を移植神経
に端側縫合することで，1本の移植神経で全枝を
再建する，いわゆるループ型再建法を報告した[10]
（図3）．その後，ループ型再建法の変法を松田ら
が報告し，現在は欠損の状態に応じて端々縫合と
端側縫合を組み合わせた様々なバリエーションの
ある方法が開発されている[11]（図4）．ケーブルグ

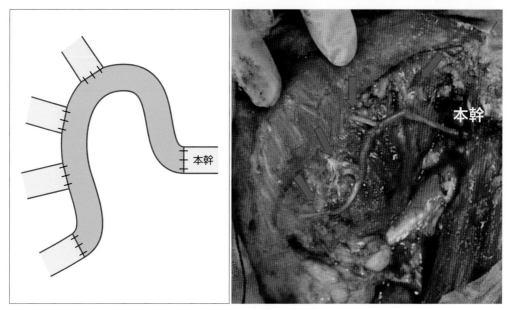

図 3. 端側縫合を用いたループ型再建法(一期的顔面神経再建)
a：模式図
b：実際の術中所見. 矢印：上から側頭枝, 頬骨枝, 頬筋枝, 下顎縁枝

a | b

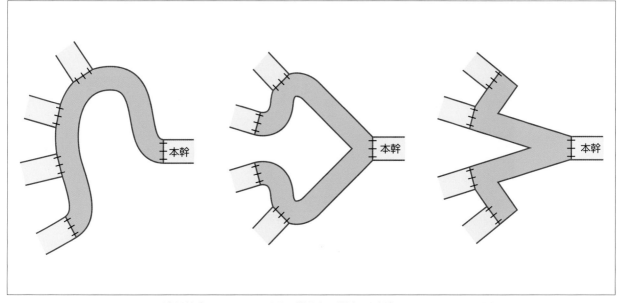

図 4. 端側縫合によるループ型一期的顔面神経再建法のバリエーション例

ラフトやループ型再建などいずれの方法を選択しても，軸索再生の際の過誤支配により，病的共同運動が生じるリスクがある．そのため，術後は表情筋の動きが認められる時期より，鏡などを利用したバイオフィードバック法によるリハビリテーションを十分に行い，病的共同運動の発生を最小限にするよう努める必要がある．また必要に応じて病的共同運動を生じている表情筋に A 型ボツリヌストキシン注射を行うこともある．

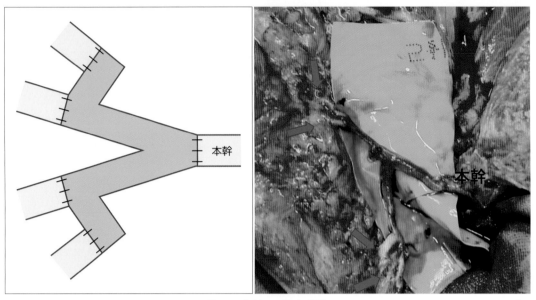

図 5. 症例 1：術中所見　　　　　　　　　　　　　　　　　　　a｜b
　　a：模式図
　　b：実際の術中所見．矢印：上から側頭枝，頬骨枝，頬筋枝，下顎縁枝

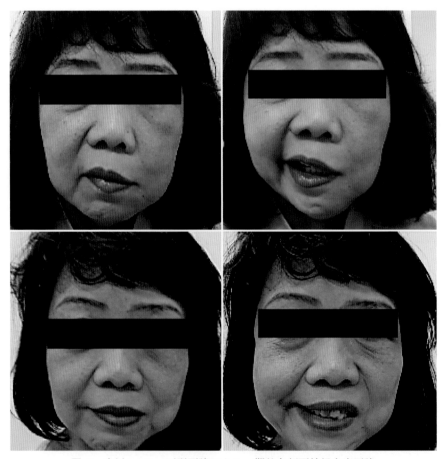

a①｜a②
b①｜b②

図 6. 症例 1：ループ型再建による一期的左顔面神経麻痺再建
　　　a：術後 4 か月（① 安静時，② 口角挙上時）
　　　b：術後 24 か月（① 安静時，② 口角挙上時）

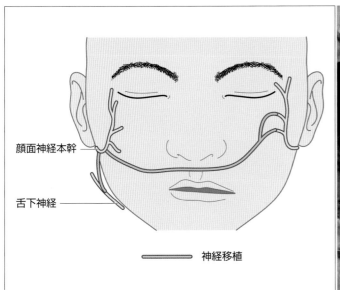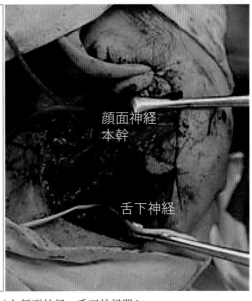

顔面神経本幹

舌下神経

神経移植

顔面神経
本幹

舌下神経

a｜b

図7. 顔面交叉神経移植(cross face nerve graft)と顔面神経―舌下神経間 inter-
positional graft を用いたネットワーク型再建法の例
a：模式図　b：実際の術中写真(代表症例)

＜実際の症例＞

症例1：59歳，女性．左外耳道癌 T4N2bM0

　上記診断にて，当院耳鼻咽喉科・頭頸部外科にて腫瘍・耳下腺合併切除，頸部リンパ節郭清術が行われた．その結果，顔面神経本幹部が完全切断され，当科にて顔面神経同時再建を行った．左下腿より腓腹神経を10 cm長で，枝分かれ部を含めてYの字に採取し，これを移植した．顔面神経本幹に9-0ナイロン糸にて神経縫合を端々にて行い，分枝の1本を側頭枝と頬骨枝に，分枝のもう1本を頬筋枝と下顎縁枝に縫合した．側頭枝は端々縫合を，頬骨枝には端側縫合を行い，頬筋枝には端側縫合を下顎縁枝には端々縫合を行った(図5)．術直後は完全麻痺状態で柳原40点法にて0点であったが，術後4か月目ごろから表情筋の動きを認めるようになった．現在術後2年経過し，柳原40点法にて30点まで改善を認めた(図6)．

複数の神経を動力源とした顔面神経再建法

　前述の通り，患側顔面神経の中枢断端が利用できない場合や，それからのみでは十分な動力源を得にくい思われる症例では，別神経を用いる再建法を行う．具体的な候補としては健側顔面神経(顔面交叉神経移植術)，患側舌下神経，患側咬筋神経や患側副神経などが選択肢として挙げられる．

　舌下神経と顔面神経本幹との間に，それぞれ端側縫合もしくは端々縫合を併用して神経移植を行い，さらに患側顔面神経頬筋枝と健側顔面神経頬筋枝との間に顔面交叉神経移植(cross face nerve graft)を端々縫合にて行うような神経動力源を組み合わせたネットワーク型再建法が報告されている[12)13)](図7)．

　その他に，前述の顔面神経本幹と各枝間への神経移植に，端側縫合を用いた神経移植を併用して舌下神経からの神経信号付加(neural-single augmentation, neural-supercharge)を目的としたネットワーク型再建法がある[11)12)]．患側咬筋神経と患側顔面神経頬骨枝の間，患側舌下神経と患側顔面神経頬筋枝との間に神経移植を行うなど，頭側の枝と尾側の枝にそれぞれ動力源を分けて神経再建をする方法なども報告されており，動力源とつなぐ枝との組み合わせで，欠損に応じた様々な再建方法が選択できる．

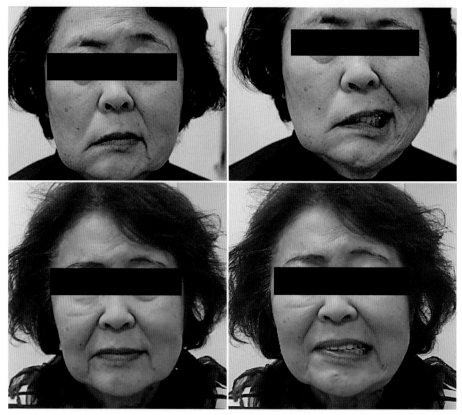

図 8. 症例 2：ネットワーク型再建による右顔面神経麻痺再建
　　　a：術前所見（① 安静時，② 口角挙上時）
　　　b：術後 24 か月所見（① 安静時，② 口角挙上時）

a①|a②
b①|b②

<＜実際の症例＞ネットワーク型再建症例>

＜実際の症例＞ネットワーク型再建症例

　症例 2：71 歳，女性．右 Hunt 症候群

　当科受診 6 か月前に，Hunt 症候群を発症し，近医にてアシクロビル点滴投与およびステロイド投与が行われた．その後発症 6 週目に当院耳鼻咽喉科・頭頸部外科に紹介となり減価術が行われた．しかし，その後回復不良であるため，当科紹介となった．初診時，柳原 40 点法で 0 点であった（図8）．発症 6 か月以上経過し，回復の徴候がないため，末梢神経再建の適応と判断し手術を行うこととした．手術では，腓腹神経を右下腿より 25 cm 採取して，移植した．右舌下神経と右顔面神経本幹を同定し，これらに epineural window を作成して，その間にそれぞれ端側縫合にて神経移植（inter-positional graft）を行った．さらに，健側顔面神経頬筋枝を同定し，患側の頬筋枝間に顔面交叉神経移植術（cross face nerve graft）をそれぞれ端々縫合にて行った（図7）．術後 3 か月ごろから表情筋の動きが認められるようになった．現在術後 2 年が経過し，柳原 40 点法にて 32 点までの回復を認めている（図8）.

Nerve flap 法

　Nerve flap 法は，部分的に神経に縦切開を加え，基部を断端近くに置いたまま反転して，その断端を対側神経断端まで届かせる方法であり，野村らは臨床において良好な成績を得たと報告している[14]．その臨床報告は多くないが2010年に光嶋らは本方法で，顔面神経欠損や指神経再建などの臨床報告にて良好な結果を得たと報告している[15]．当科でもラットの顔面神経モデルを用いて，nerve flap を用いた顔面神経麻痺再建法の検討を行った[16]．本検討では，8 mm の顔面神経欠損を nerve flap で再建した場合と，自家神経で再建し

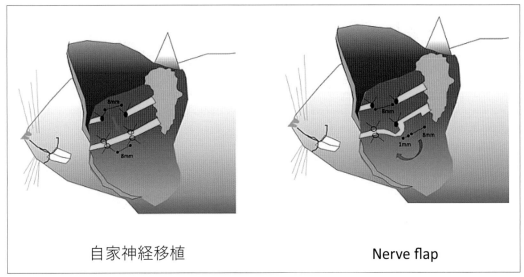

自家神経移植　　　　　　　　　　Nerve flap

図 9．当科で行った左顔面神経麻痺モデルを用いた nerve flap と自家神経移植の比較実験

た場合とでの麻痺の回復の程度を比較検討した[16)]（図 9）．その検討において，nerve flap でも自家神経と同等の麻痺回復を認めた．短い神経欠損のgap の再建法としては有用な方法と思われるが，現段階ではその機序や臨床適応は不明な点が多い．今後臨床データを増やすことや，基礎的研究にてその機序を調べることが必要である．

人工神経移植法

　2013 年より，本邦において神経欠損部に対する人工神経移植が行われるようになった．本邦では2 種類の人工神経が現在臨床利用されており，PDA 素材の筒のなかに I 型コラーゲンが蜂巣状に充填されているナーブリッジ[TM]とコラーゲン筒内を索状構造のコラーゲンにて充填させたリナーブ[TM]がある．いずれも現状は臨床データ上知覚神経の回復での有用性は報告されているが，運動神経の回復における有用性については自家神経移植と比べると劣るため，運動神経修復目的での利用は慎重に判断する必要がある．その理由から顔面神経再建においても，現状第一選択での使用はされていない．我々がラット顔面神経麻痺モデルにおいて，自家神経移植と人工神経移植での麻痺の改善度を比較した検討においても，人工神経の成績は自家神経と比べて劣る結果となった[17)]．今後

人工神経を用いた顔面神経再建を臨床に応用するためには，別稿で述べられるような，人工神経と細胞移植を併用したハイブリッド型の利用などが必要と思われ，これら研究報告が現在多く行われているので，その研究成果に期待したい．

参考文献

1) 山本有平ほか：表情筋の回復が期待される顔面神経麻痺症例に対する外科的アプローチ—Neural signal augmentation/Neural supercharge 仮説に基づいた network 型神経再建．形成外科．**49**：411-417，2006.
2) 山本有平：顔面神経麻痺の再建～当科における治療戦略～．日形会誌．**27**：543-553，2007.
3) Haginomori, S., et al.：A novel electroneurography method in facial palsy. Arch Otolaryngol. **130**：520-524, 2010.
4) 橋川和信：【神経修復法—基本知識と実践手技—】末梢神経縫合法—端々縫合と端側縫合—．PEPARS. **78**：16-22，2013.
5) May, M., et al.：Hypoglossal-facial nerve interpositional-jump graft for facia reanimation without tongue atrophy. Otolaryngol Head Neck Surg. **104**：818-825, 1991.
6) Viterbo, F., et al.：Latero-terminal neurorrhaphy without removal of the epineural sheath. Experimental study in rats. Rev Paul Med. **110**：267-275, 1992.

7) Viterbo, F., et al.：Two end-to-side neurorrhaphies and nerve graft with removal of the epineural sheath：experimental study in rats. Br J Plast Surg. **47**：75-80, 1994.

8) Viterbo, F., et al.：End-to-side neurorrhaphy with removal of the epineurial sheath：an experimental study in rats. Plast Reconstr Surg. **94**：1038-1047, 1994.

9) 上田和毅：【神経修復法―基本知識と実践手技―】 遊離神経移植. PEPARS. **78**：33-39, 2013.

10) Kakibuchi, M., et al.：End-to-side nerve graft for facial nerve reconstruction. Ann Plast Surg. **53**：496-500, 2004.

11) Matsuda, K., et al.：End-to-side"loop"graft for total facial nerve reconstruction：over 10 years experience. J Plast Reconstr Aesthet Surg. **68**：1054-1063, 2015.

12) Yamamoto, Y., et al.：Surgical rehabilitation of reversible facial palsy：facial-hypoglossal network system based on neural signal augmentation/neural super charge concept. J Plast Reconstr Aesthet Surg. **60**：223-231, 2007.

13) Ueda, K., et al.：Combination of hypoglossal-facial nerve jump graft by end to side neurorrhaphy and cross face nerve graft for the treatment of facial paralysis. J Reconstr Microsurg. **23**：181-187, 2007.

14) 野村　進：末梢神経外科治療の進歩. 外科治療. **24**：323-333，1971.

15) Koshima, I., et al.：Fascicular turnover flap for nerve gaps. J Plast Reconstr Aesthet Surg. **63** (6)：1008-1014, 2010.

16) Uehara, M.：Fascicular turnover flap in the reconstruction of facial nerve defects：an experimental study in rats. J Plast Surg Hand Surg. **53**：155-160, 2019.

17) Oatari, M.：Evaluation of the effects of a polyglycolic acid-collagen tube in the regeneration of facial nerve defects in rats. Int J Artif Organs. **42**(10)：664-669, 2018.

超アトラス眼瞼手術

—眼科・形成外科の考えるポイント—

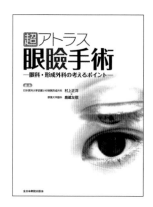

編集　日本医科大学武蔵小杉病院形成外科　村上正洋
　　　　群馬大学眼科　鹿嶋友敬

B5判／オールカラー／258頁／定価10,780円(価格9,800円＋税)／14年10月発行

アトラスを超える**超アトラス**！
眼瞼手術の基本・準備から，部位別・疾患別の術式までを
盛り込んだ充実の内容.
786枚の図を用いたビジュアル的な解説で，実際の手技が
イメージしやすく，初学者にも熟練者にも必ず役立つ1冊！

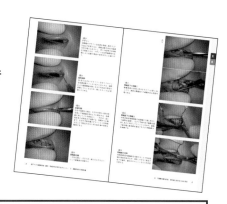

目次

◀さらに詳しい内容は弊社 HP を Check!

株式会社 全日本病院出版会
〒113-0033　東京都文京区本郷 3-16-4　Tel:03-5689-5989
www.zenniti.com　　　　　　　　　　　Fax:03-5689-8030

PEPARS　No.172：40-49, 2021

◆特集／神経再生医療の最先端

陳旧性顔面神経麻痺に対する治療戦略

松田　健*

Key Words：顔面神経麻痺(facial palsy)，病的共同運動(facial synkinesis)，顔面拘縮(facial contracture)，動的再建術(dynamic reconstruction)，静的再建術(static reconstruction)

Abstract　　陳旧性顔面神経麻痺に対する種々の治療・その治療戦略について述べる．陳旧性完全麻痺例においては顔面表情筋の不可逆的な廃用性萎縮が進行し，神経縫合・移行・移植等の神経再建術では顔面の動きが得られないため，動的再建としては筋肉移植術もしくは筋肉移行術の適応となる．陳旧性不全麻痺例においては主に重症のBell麻痺やHunt症候群後に後遺症として生じる病的共同運動や顔面拘縮が治療対象となる．ともに「陳旧性顔面神経麻痺」であるが，その病態や症状・治療方針は大きく異なり，時に「ほぼ逆方向の治療」が必要となるため，正しい理解と適切な治療の選択・組み合わせが必要である．完全麻痺・不全麻痺に関わらず，対称性を改善する目的で行う顔面各部位に対する吊り上げ術・筋膜移植術・軟骨移植術などの静的再建術の適応範囲は広く，その効果も決して小さくない．外来局所麻酔手術で行えるような手技も多く，touch-up surgeryとして積極的に行うことが推奨される．

はじめに

1．陳旧性顔面神経完全麻痺(flaccid facial palsy)について

　形成外科領域で扱う顔面神経麻痺の殆どは陳旧性・非回復性であるが，主に耳鼻科で行われる急性期の顔面神経麻痺の治療成績の向上や脳外科・耳鼻科で扱われる小脳橋角部腫瘍治療の低侵襲化などにより，陳旧性の完全麻痺例そのものが減少傾向にあると思われる．

　「陳旧性完全麻痺」の定義にはっきりとしたものはないが，本稿では顔面神経が完全切断されたものの，その再建が全く行われないまま長期経過してしまった例などの「長期の脱神経により，顔面

表情筋の不可逆的な廃用性萎縮が生じた状態」とし，このような状況では無効と考えられる神経縫合・神経移行・神経移植等の神経再建術についての詳細は他稿・他書に譲る．動的再建としては筋肉移植術・筋肉移行術の適応となるが，動的再建を行うことが可能な部位は限られる．また，「額のみ」「額＋眼瞼周囲のみ」「頬部のみ」などといった一部のみで完全麻痺を生じる場合は部分(完全)麻痺として後述の不全麻痺とは区別する．

2．陳旧性顔面神経不全麻痺(nonflaccid facial palsy)について

　顔面神経麻痺の原因としてBell麻痺とHunt症候群が約70%を占める[1]こと，これらがその後陳旧性の完全麻痺となることは稀であることなどを考慮すると陳旧性顔面神経麻痺の症例群において完全麻痺例の割合はむしろ小さく，病的共同運動や顔面拘縮を伴う不全麻痺例がより大きな割合を占めることになる．

　病的共同運動・顔面拘縮を伴う不全麻痺とは顔

* Ken MATSUDA, 〒951-8510　新潟市中央区旭町通1-757　新潟大学大学院医歯学総合研究科形成・再建外科学教室，教授

	完全麻痺 (Flaccid facial palsy)	不全麻痺 (Nonflaccid facial palsy)
	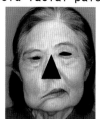	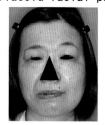
眉毛下垂	＋＋	＋〜±
上眼瞼皮膚弛緩	＋＋	±〜－
麻痺性兎眼	＋＋	±〜－
瞼裂狭小化	偽眼瞼下垂による （真の瞼裂狭小化ではない）	眼輪筋の拘縮、異常収縮による （真の瞼裂狭小化）
口角	下垂	正常〜やや挙上
鼻唇溝	浅い〜消失	深くなる
下口唇	健側に偏位	正常〜患側に偏位
頚部広頚筋拘縮	－	＋

図 1.
陳旧性顔面神経麻痺の完全麻痺（flaccid facial palsy），不全麻痺例（nonflaccid facial palsy）における典型的症状
ともに陳旧性右顔面神経麻痺であるが，各々の部位での症状は異なり，それに対する適切な治療方針も異なる．

面神経麻痺の発症後ある程度の回復が得られたものの，顔面神経麻痺発症前とは異なる異常な動き（病的共同運動）や拘縮（顔面のひきつれ・こわばり）が後遺症として残った状態を指す．代表的な症状は「イー」や「ウー」の動きをした時に麻痺側のみ一緒に閉瞼してしまうことや，安静時における顔面の拘縮（頬骨筋や上唇挙筋の拘縮による深い鼻唇溝や眼輪筋の拘縮による瞼裂の狭小化）などが挙げられる．これらの症状に対してはボツリヌス毒素の使用，バイオフィードバック法を用いたリハビリテーション，その両者を組み合わせる方法など，非手術的治療の有効性が報告されている[2)〜4)]が，外科的治療は未だ広く行われているとは言い難い．

顔面神経麻痺後の病的共同運動・顔面拘縮に対する治療を行うにあたっては完全麻痺例とは症状が異なること，そしてその症状に対して求められる治療方針が異なるということを十分に理解し，適切な治療を選択・組み合わせる必要がある．

3．静的再建術について

顔面のあらゆる部位における吊り上げ術，形成術，軟骨移植術など，古くから行われている手法ではあるが，完全麻痺，部分麻痺，不全麻痺のいずれにおいてもその適応範囲は広く，動きは得られなくとも対称性が改善することの効果は大きい．静的再建術の多くは局所麻酔下で行うことのできる小手術であり，touch-up surgery として積極的に行うことが推奨される．

症例により麻痺の状態や程度，部位が異なる上に動的再建・静的再建ともに部位ごとに各々多くの術式が存在している．外科的治療，非外科的治療の適応・選択も含めて非常に多くの要素を勘案する必要があり，顔面神経麻痺の治療は時に難解・複雑なものとならざるを得ない．

陳旧性完全麻痺・不全麻痺に対する治療方針

＜主な症状について＞

陳旧性顔面神経麻痺の完全麻痺例，不全麻痺例（病的共同運動あり）各々の顔面各部位の典型的な症状ならびに程度を示す（図 1）．

1．額・眉毛

前頭筋麻痺に伴う眉毛下垂は完全麻痺例では顕著であるが，不全麻痺例においても前頭筋の回復は弱く，眉毛下垂が認められることが多い．しかしながら前頭筋にも拘縮が認められ，そのために安静時の眉毛下垂があまり目立たない場合もある．

2．上・下眼瞼

完全麻痺例では眼輪筋麻痺により上眼瞼の皮膚弛緩が生じる．また，眉毛下垂によって上眼瞼の皮膚はさらに垂れ下がる．眼輪筋の麻痺は下眼瞼において外反・下垂を引き起こし，上眼瞼の眼輪筋麻痺と相まって閉瞼不全・麻痺性兎眼を生じる．

不全麻痺例では眼輪筋の拘縮が認められることも多く，眼瞼の皮膚弛緩は比較的軽度であることが多い．眼輪筋の拘縮によって上眼瞼の位置は降下し，下眼瞼の位置は上昇するため，瞼裂は狭小化する．閉瞼機能は比較的保たれるため，麻痺性兎眼は比較的軽度，もしくは認めないことが多い．

完全麻痺例における瞼裂狭小化は多くの場合，弛緩した上眼瞼皮膚が瞼裂に覆い被さってくるために生じるもの(偽眼瞼下垂)であり，不全麻痺例での眼輪筋の病的共同運動，拘縮による真の瞼裂狭小化とは区別する必要がある[5]．

3．頰部・口角

完全麻痺例では頰骨筋・上唇挙筋・頰筋の麻痺により口角は下垂し，鼻唇溝は浅くなり，時に消失する．不全麻痺例ではこれら表情筋の拘縮により鼻唇溝はむしろ深くなり，安静時口角はやや挙上気味となることも多い．しかしながら随意運動時の口角の動きは不十分であり，「イー」時には健側に比較して口角は低い位置にとどまる．口角下制筋群の拘縮もその一因である．

4．下口唇・頸部

口角下制筋の麻痺は安静時には目立たず，口角挙上時や開口時に口角の左右差として目立つことが多い．頸部郭清に伴う下顎縁枝損傷や先天性口角下制筋麻痺など，部分麻痺の症例も多い．不全麻痺例では頤筋拘縮による頤部の皺や広頸筋拘縮による platysma band をしばしば認める．

必要な治療について

1．額・眉毛

程度の差はあるが，完全麻痺例，不全麻痺例ともに眉毛を挙上する方向の手術が必要となる．眉毛下垂が軽度の症例や健側の額の皺があまり目立たない症例では患側の生え際の皮膚を切除することで眉毛の挙上を図る[6]．眉毛上皮膚切除により眉毛挙上を図る際には suture anchor system を用いると後戻りの少ない確実な眉毛吊り上げが可能となることに加え，前頭骨膜付近の剥離が小範囲で済み，術後の額，頭頂部の知覚麻痺を少なくすることが可能である[7](図2)．患側の眉毛挙上により健側の代償性の眉毛挙上を軽減する効果が期待できるため，必ずしも術前の眉毛高の左右差をそのまま是正する必要はない．また，健側の眼瞼下垂を認める場合には，健側の余剰皮膚切除や上眼瞼挙筋前転術を行うことで健側の代償性の眉毛挙上の軽減，左右眉毛バランスの改善が得られるため，症例によっては健側上眼瞼への手術も積極的に行うようにしている．

2．上・下眼瞼

完全麻痺例では閉瞼機能の改善が治療の目標であるため，上眼瞼を下げ，下眼瞼を挙上する「瞼裂を縮める」治療が必要となり，不全麻痺例では瞼裂狭小化の改善を治療の目標とするため，上眼瞼を上げ，下眼瞼を下げる「瞼裂を広げる」治療が必要である．眼瞼領域においては完全麻痺と不全麻痺ではほぼ「逆」の手術が必要であることに注意する[5]．

完全麻痺例では閉瞼機能の再建が最重要であり，動的再建としては側頭筋移行術[8](図3)，静的再建術としては筋膜や軟骨移植[9)10]，Kuhnt-Szymanowski 法[11]による下眼瞼形成術，眼窩外側の骨膜弁による吊り上げ術[12]，ゴールドプレートによる lid loading 等により，閉瞼機能の改善を図る．完全麻痺例で認めることの多い内眼角部における過剰な涙丘の露出は下眼瞼の挙上によりある程度は改善するが，症例によっては内眼角の形成

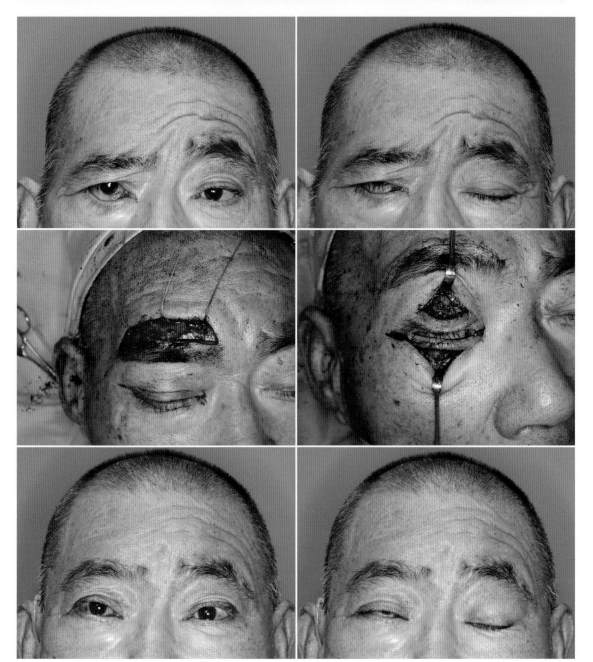

a	b
c	d
e	f

図 2. 症例 1：70 歳，男性．数年来の難治性頭蓋底骨髄炎による右顔面神経完全麻痺

a，b：高度の眉毛下垂ならびに麻痺性兎眼を認めた．

c：眉毛上の皮膚を切除し，前頭骨に suture anchor system を 3 本刺入し，これを用いて眉毛部の皮下組織ならびに眉毛を挙上した．

d：上眼瞼瞼板を挙筋腱膜ならびにミュラー筋より剝離，下眼瞼瞼板を lower eyelid retractor より剝離した後，上・下眼瞼に耳甲介軟骨移植を行った．さらに過剰な涙丘露出に対して Z 形成術を利用した内眼角形成術を行った．

e，f：術後 1 年．対称性ならびに閉瞼機能の改善を認める．

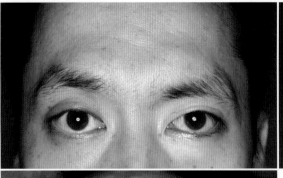
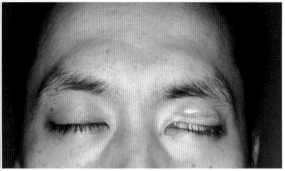
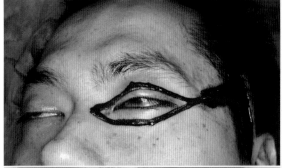
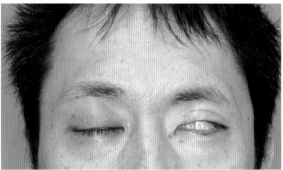
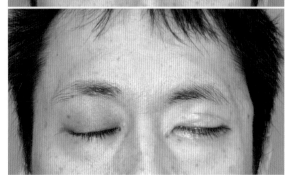

a	b
c	
d	e
f	

図 3.

症例 2：40 歳，男性．小児期からの中耳炎による左顔面神経完全麻痺・麻痺性兎眼．前医でゴールドプレートによる lid loading を施行されていたが，プレート上皮膚の菲薄化・異物感のため抜去を希望した．

　　a：術前．安静時
　　b：術前．閉瞼時．完全閉瞼は得られておらず，流涙，痛み等の兎眼症状を認めた．
　　c：ゴールドプレートを抜去し側頭筋移行術を行った．
　　d：術後 2 年．安静時
　　e：術後 2 年．閉瞼時
　　f：術後 2 年．咬みながら閉瞼時．咬みながら閉瞼することでほぼ完全な閉瞼が可能となった．

術を追加する（図 3-e）．

　不全麻痺例においては眼輪筋の拘縮による瞼裂狭小化，「ウー」「イー」「プー」等の口運動に伴う瞼裂狭小化・閉瞼が問題となる．これらの症状に対しては以前よりボツリヌストキシンの使用，ミラーバイオフィードバック法（鏡を見ながら閉瞼しないように「ウー」「イー」「プー」等の口周囲の運動を行うよう，反復して練習を行う方法）を用いたりハビリテーション，その両者を組み合わせる方法など，非手術的治療の有効性が報告されている[2]~[4]．

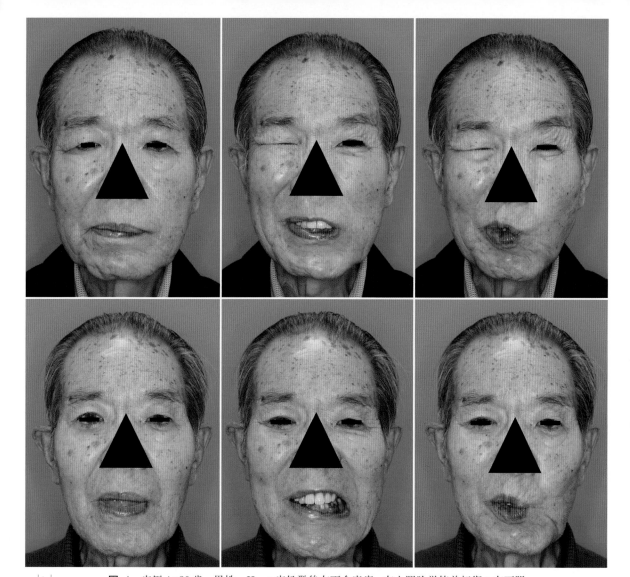

<table>
<tr><td>a</td><td>b</td><td>c</td></tr>
<tr><td>d</td><td>e</td><td>f</td></tr>
</table>

図 4. 症例 4：80 歳, 男性. Hunt 症候群後右不全麻痺, 右上眼瞼挙筋前転術＋右下眼瞼眼輪筋減量術

　a：術前, 平常時. 眼輪筋拘縮による瞼裂の狭小化を認める.

　b, c：術前,「イー」「ウー」時. 上記に病的共同運動が加わり, 閉瞼してしまう.

　d：術後 22 か月, 平常時. 瞼裂の対称性は改善した.

　e, f：術後 22 か月,「イー」「ウー」時. 著明な病的共同運動の減弱を認める.

外科的治療として上眼瞼においては上眼瞼挙筋前転術を行うことで瞼裂の拡大を図る. この際に消失した重瞼を作成したり, 余剰の皮膚切除を行うことで瞼裂に覆い被さる皮膚を減少させる. 拮抗筋の作用を弱める目的で切開部周辺の眼輪筋の減量を追加するが, 過度の眼輪筋の減量は重瞼線の乱れや予定外の重瞼を招くことがあるために避ける. 前述の通り, 症例によっては健側への挙筋前転術も有用である. 病的共同運動における「ウー」「イー」時の瞼裂狭小化は下眼瞼の挙上による影響が大きいために下眼瞼眼輪筋の減量を積極的に行う（図 4）. 瞼縁の 3〜5 mm 程度の領域の眼輪筋は温存し,「ウー」「イー」時に強く収縮している領域を中心に眼輪筋減量範囲を決定する. 動きの強い部分は症例によって差があり, 下眼瞼全体に動きが見られる場合や動きが比較的内側部に限局して

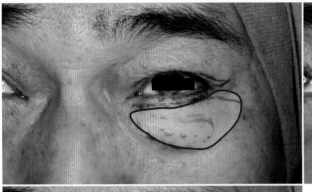
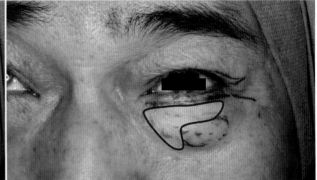

a	b
	c

図 5.
下眼瞼眼輪筋の減量範囲
a：一般的な減量範囲
b：動きが比較的内側に限局している場合
c：頬から持ち上げられるような動きが強い場合は頬
　　骨筋の付着部を含めて筋肉の減量を行う.
（文献 7 より一部改変引用）

いる場合など，それぞれに応じて眼輪筋減量の範囲を調節する[7]. 頬部から下眼瞼全体が押し上げられるような動きが強い場合にはより尾側の頬骨筋の付着部付近の筋肉の減量を追加する（図 5）. 眼輪筋減量に伴う陥凹変形を予防するために眼輪筋を減量した部分の眼窩隔膜は一部切開し，眼窩脂肪を脱出させて軟部組織の不足を充填する. 病的共同運動や拘縮の症状が比較的軽度な例では下眼瞼の眼輪筋の切除・減量ではなく，眼輪筋の「輪」を切開して拡大する術式[13]も有用である.

3．頬部・口角

完全麻痺例では薄筋や広背筋などの遊離筋肉移植[14)~16)]（図 6）や側頭筋移行術による動的再建の適応となる. 遊離筋肉移植術による自然な笑いの獲得には健側の顔面神経を神経力源とするのが理想的であるが，より強い動きの獲得のために移植筋の二重支配を誘導する術式[17)18)]も報告されている.

側頭筋移行術はそれ自体に吊り上げによる静的再建の効果があることに加えて移行筋の脱神経がないため，早期から良好な動きが得られ，高齢者にもよい適応である. 中でも順行性島状側頭筋移行術（lengthening temporalis myoplasty）[19]は良好な整容性と動きが得られるため，欧米では広く普及している.

これら動的再建術は高度な手技を要する比較的高侵襲な手術となるため，患者年齢や全身状態，患者本人の希望によってはより低侵襲な筋膜移植や人工物による吊り上げ・静的再建術も考慮する.

不全麻痺例では頬骨筋・頬筋・上唇挙筋の拘縮により鼻唇溝はむしろ深くなり，安静時口角はやや挙上気味となることが多い. これらの症状に対してはボツリヌストキシンが以前より使用されており有用であるが，近年では選択的神経切除[20]や顔面神経との動きの分離を目的とした咬筋神経移行術[21]などの外科的治療の良好な結果も報告されている.

4．下口唇・頚部

下口唇ならびに口角下制筋の再建に関しては筋膜移植[22)23)]に加え，健側へのボツリヌストキシン使用[24]，選択的神経切除[25]，口角下制筋減量・切除[26]など，健側への加療も考慮する. 顎二腹筋の移行術[27]や遊離筋肉移植術[28)29)]などの動的再建の報告があるものの，安定した結果が得られにくく，一般的ではない.

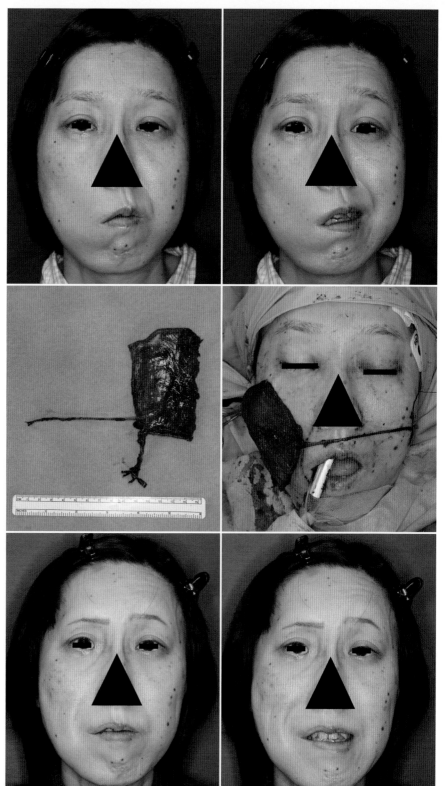

図 6.
症例 3：45 歳，女性．聴神経
腫瘍摘出後の右顔面神経完全
麻痺
a：術前，平常時
b：術前，「イー」時
c，d：遊離広背筋移植によ
　　　る動的再建を行った．
e：術後 4 年，平常時．顔面
　　の対称性は著明に改善し
　　た．
f：術後 4 年，「イー」時．自
　　然な笑いが獲得できてい
　　る．

不全麻痺例では頤筋拘縮による頤部の皺や広頚筋拘縮による platysma band を認めることも多く，ボツリヌストキシンの使用を考慮する．広頚筋拘縮に対する外科的切除術[30]や選択的神経切除[20]の有用性も報告されている．

考　察

形成外科医が主に扱う陳旧性顔面神経麻痺の中でも完全麻痺症例は減少し，今後は不全麻痺症例の占める割合が高くなってくるため，単なる「顔面神経麻痺の眼瞼＝麻痺性兎眼」，「顔面神経麻痺の口角＝口角下垂」という認識では正しい治療計画を立てられない症例が多くなることが予想される．陳旧性完全麻痺と陳旧性不全麻痺とは症状が異なり，時に逆方向の治療を要する場合があるため，各々の病態を理解し，正しい治療を提供することが重要である．

病的共同運動や顔面拘縮が問題となる不全麻痺症例においては非手術的治療としてボツリヌス毒素を比較的手軽かつ有効に利用できることも多く，眼輪筋減量術による効果のシミュレーションとして利用することも有用である．しかしながら麻痺側における眉毛挙上や，消失した重瞼の作成，弛緩した眼瞼皮膚の切除などは外科的治療に頼らざるを得ない．

手術治療とボツリヌストキシンとを併用する場合においても眼輪筋減量によるボツリヌストキシン使用量の減少，反復投与間隔の延長効果が期待でき，治療上有利となると考えられる．手術治療と非手術治療は相反するものではなく，両者を組み合わせることによる相乗効果が期待できる．不全麻痺症例に対して行う多くの外科的治療は病的共同運動の根本的治療とはなり難いものの，局所麻酔下に比較的簡便に行うことが可能である．また，病的共同運動に対する「動的治療」である，顔面交叉神経移植を用いた術式[31]や，舌下神経とのクロスリンク法[32]，近年報告されはじめた不全麻痺例に対する咬筋神経移行術[21]も現時点では一般的とは言い難いが，今後の動的治療の選択肢とな

り得るものと考えられる．

まとめ

陳旧性顔面神経麻痺に対する形成外科的治療戦略について述べた．完全麻痺例と不全麻痺例では異なる手術が必要であることを十分に理解し，個々の症状に対して適切な手術を組み合わせて治療を進める必要がある．症状の改善を適切に評価できる手法の確立も今後の課題である．

参考文献

1) 脇坂浩之，柳原尚明：顔面神経障害の疫学　CLI-ENT21 No. 9　顔面神経障害．青柳　優編．pp131-135，中山書店，2001．
2) Nakamura, K., et al.：Biofeedback rehabilitation for prevention of synkinesis after facial palsy. Otolaryngol Head Neck Surg. **128**：539-543, 2003.
3) 中村克彦ほか：顔面神経麻痺後遺症のマネジメント病的共同運動の保存的治療：ボツリヌス・バイオフィードバック．Facial N Res Jpn. **29**：20-21，2009．
4) 栢森良二：ボツリヌス毒素による慢性顔面神経麻痺の治療効果と反復性．Facial N Res Jpn. **30**：127-130，2010．
5) 松田　健ほか：眼瞼周囲の病的共同運動に対する手術治療戦略．Facial N Res Jpn. **33**：67-70，2013．
6) 松田　健ほか：頭髪生え際皮膚切除による眉毛挙上術．Facial N Res Jpn. **34**：126-128，2014．
7) 松田　健ほか：眼瞼周囲の病的共同運動に対する手術治療戦略（続報）．Facial N Res Jpn. **36**：65-67，2016．
8) Andersen, J. G.：Surgical treatment of lagophthalmos in leprosy by the Gillies temporalis transfer. Br J Plast Surg. **14**：339-345, 1961.
9) Hashikawa, K., et al.：Total lower lid support with auricular cartilage graft. Plast Reconstr Surg. **115**：880-884, 2005.
10) 垣淵正男ほか：麻痺性兎眼に対する耳介軟骨移植術の検討．Facial N Res Jpn. **38**：63-66，2018．
11) Fox, S. A.：A modified Kuhnt-Szymanowski procedure for ectropion and lateral canthoplasty. Am J Ophthalmol. **62**：533-536, 1966.
12) 松田　健：Lateral orbital periosteal fap を用いた

麻痺性兎眼の治療. Facial N Res Jpn. **30**：108-110, 2010.

13) 松田　健ほか：Bell 麻痺・Hunt 症候群後の病的共同運動・拘縮に対する形成外科的アプローチ. Facial N Res Jpn. **40**：2020. [in press]

14) Harii, K., et al.：Free gracilis muscle transplantation with microneurovascular anasotomoses for the treatment of facial paralysis. Plast Reconstr Surg. **57**：133-143, 1976.

15) Harii, K.：Microneurovascular free muscle transplantation for reanimation of facial paralysis. Clin Plast Surg. **6**：361-375, 1979.

16) O'Brien, B. M., et al.：Cross-facial nerve grafts and microneurovascular free muscle transfer for long established facial palsy. Br J Plast Surg. **33**：202-215, 2005.

17) Watanabe, Y., et al.：Dual innervation method using one-stage reconstruction with free latissimus dorsi muscle transfer for re-animation of established facial paralysis：simultaneous reinnervation of the ipsilateral masseter motor nerve and the contralateral facial nerve to improve the quality of smile and emotional facial expressions. J Plast Reconstr Aesthet Surg. **62**：1589-1597, 2009.

18) 成田圭吾ほか：【顔面神経麻痺治療のコツ】遊離広背筋移植による動的再建：二重神経支配型移植法. PEPARS. **143**：11-19, 2018.

19) Labbé, D., Huault, M.：Lengthening temporalis myoplasty and lip reanimation. Plast Reconstr Surg. **105**：1289-1297, 2000.

20) Azizzadeh, B., et al.：Modified selective neurectomy for the treatment of post-facial paralysis synkinesis. Plast Reconstr Surg. **143**：1483-1496, 2019.

21) Vincent, A. G., et al.：Masseteric-to-facial nerve transfer and selective neurectomy for rehabilitation of the synkinetic smile. JAMA Facial Plast Surg. **21**：504-510, 2019.

22) Udagawa, A., et al.：A simple reconstruction for congenital unilateral lower lip palsy. Plast Reconstr Surg. **120**：238-244, 2007.

23) 山本有平ほか：下顎縁枝麻痺に対する double fascia graft 法と中枢性腫瘍切除後/virus 性不全麻痺の再建. Facial N Res Jpn. **27**：199-202, 2008.

24) Guyuron, B., et al.：Aesthetic indications for botulinum toxin injection. Plast Reconstr Surg. **93**：913-918, 1994.

25) Chen, C. K., et al.：Myectomy and botulinum toxin for paralysis of the marginal mandibular branch of the facial nerve a series of 76 cases. Plast Reconstr Surg. **120**：1859-1864, 2007.

26) Breslow, G. D., et al.：Selective marginal mandibular neurectomy for treatment of the marginal mandibular lip deformity in patients with chronic unilateral facial palsies. Plast Reconstr Surg. **116**：1223-1232, 2005.

27) Conley, J., et al.：Paralysis of the mandibular branch of the facial nerve. Plast Reconstr Surg. **70**：569-577, 1982.

28) Ueda, K., et al.：Free vascularized double muscle transplantation for the treatment of facial paralysis. Plast Reconstr Surg. **95**：1288-1296, 1995.

29) Koshima, I., et al.：A double-muscle transfer using a divided rectus femoris muscle for facial paralysis reconstruction. J Reconstr Microsurg. **13**：157-162, 1997.

30) 田中一郎ほか：顔面神経麻療後遺症（病的共同運動, 顔面拘縮）に対する治療. Facial N Res Jpn. **36**：71-74, 2016.

31) Terzis, J. K., et al.：Therapeutic strategies in post-facial paralysis synkinesis in adult patients. Plast Reconstr Surg. **129**：925e-939e, 2012.

32) 橋川和信：Bell 麻痺・Hunt 症候群の後遺症に対するクロスリンク型神経移植術—長期経過症例の検討—. Facial N Res Jpn. **33**：29-31, 2013.

PEPARS　No.172：50-56, 2021

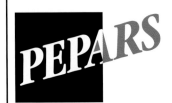

◆特集／神経再生医療の最先端

遊離血管付き神経移植を用いた神経再建術の現在地

成島三長[*1]　石浦良平[*2]　租野可南子[*3]
岡田誉元[*4]　白石真土[*5]

Key Words：神経再建（nerve reconstruction），血管付き神経移植（vascularized nerve transplantation），神経弁（nerve flap），ターンオーバー（turn over）

Abstract　血管付き神経移植は，長く太い神経欠損がある場合や周囲が血流不全の放射線照射後のような環境の場合に特に有用である．腓腹神経や外側大腿皮神経がよく用いられるが，それ以外に神経筋弁として広背筋弁や薄筋皮弁など様々な部位から採取が可能である．それぞれの特徴をよく理解し使用することが重要である．

はじめに

神経再建において，血管なしと血管付き神経移植がある．これは血管なしの神経移植を植皮術にたとえると，遊離血管付き神経移植は皮弁移植となる．今回はこの血管付き神経移植について，神経移植の考え方から述べ，現状と今後の課題やその解決法について述べたいと思う．

歴史的背景

1889年14歳の少女の正中神経の2.5インチの欠損に対して他人の後脛骨神経移植がなされたが，機能回復が得られなかったと報告されている．また，1917年にMayo-Robsonらはウサギの神経をヒトの正中神経に移植したと報告している[1]．これらは同種移植と異種移植に該当し，現在行われている自家移植は，1932年のBallanceら[2]や1937年のBunnellら[3]によって有効性が報告されたのが始まりである．

*1　Mitsunaga NARUSHIMA, 〒514-8507　津市江戸橋2丁目174　三重大学医学部形成外科，教授
*2　Ryohei ISHIURA，同，助教
*3　Kanako DANNO，同，助教
*4　Yoshimoto OKADA，同，医員
*5　Makoto SHIRAISHI，同，大学院生

基本的な神経回復の過程と限界

末梢神経はSeddon分類でのneurotmesis（神経断裂）の状態では，末梢側の軸索や髄鞘にワーラー変性と呼ばれる退行変性が生じ，数軸節中枢側へも退行が波及する[4]．そこから発芽が起こり再生を開始する．軸索伸長は1日1mm，縫合した断端を越えるのに1か月とされている．しかし神経の回復過程では，1. 神経縫合部への線維芽細胞増殖・瘢痕形成による再生軸索伸長阻害，2. 効果器である筋肉の脱神経萎縮，3. 軸索が元と違うところへ迷入する過誤神経支配（misdirection）によって，神経の機能再生が阻害される，などの理由のため，損傷部位より末梢側が遠ければ遠いほど，筋体が小さいほど，その機能回復は得られにくい．このため手の内在筋はたとえ手関節部で切断されても機能回復を得られないことが多くある．これに対して，前腕や上腕の筋肉は筋力低下や萎縮はあるが，回復がある程度得られることが多い．

知覚神経の回復は運動神経に比べてよい．しかし神経腫の形成やcold intoleranceなどの疼痛を引き起こし，追加の治療を余儀なくされることもある．自律神経の再建を目的とした手術は一般的には行われないが，特に交感神経などを含めた難治性の慢性疼痛症候群（CRPS；complex regional

表 1. 様々な移植神経と付随可能な皮弁と栄養血管

本文中番号	移植神経	長さ／太さ	皮弁	大きさ／厚さ	血管茎	太さ／長さ	付属可能組織
①-2	腓腹神経(尾側)	<20 cm/太	腓骨皮弁	小/薄	腓骨動脈穿通枝	太/長	腓骨・ヒラメ筋等
①-1	腓腹神経(頭側)	<20 cm/太	腓腹皮弁	小/薄	外側腓腹筋穿通枝	細/短	腓腹筋
②-1	外側大腿皮神経(尾側)	<25 cm/細(枝分かれあり)	ALT 皮弁	大/厚	外側大腿回旋動脈下行枝	太/長	外側広筋 大腿神経
②-2	外側大腿皮神経(頭側)	<25 cm/太	SCIP 皮弁	中/薄	SCIA 深枝	細/短	腸骨・縫工筋・肋間神経外側皮枝
③	大腿神経	<15 cm	ALT 皮弁	大/厚	外側大腿回旋動脈下行枝	太/長	外側広筋 外側大腿皮神経
④	肋間神経外側皮枝(T12, L1)	<5 cm(皮弁知覚のため)	SCIP 皮弁 SEA 皮弁	中/薄	SCIA 深枝または SEA	細/短	腸骨・縫工筋・外側大腿皮神経
⑤	前腕内側皮神経	<6 cm	前腕静脈皮弁	中/薄	皮静脈	太/長短	静脈皮弁
⑥	閉鎖神経分枝	<10 cm	薄筋皮弁	中/厚	深大腿動脈分枝	細/短	薄筋
⑦	胸背神経	<14 cm	広背筋	大/厚	胸背動脈	太/長	広背筋・肩甲骨

ALT 皮弁 ：前外側大腿皮弁(anterolateral thigh flap)
SCIP 皮弁：浅腸骨回旋動脈穿通枝皮弁(superficial circumflex iliac artery perforator flap)
SEA 皮弁 ：浅下腹壁動脈皮弁(superficial epigastric artery flap)

pain syndrome)が引き起こされることがある.

神経移植の基本的知識

神経の直接縫合に比べて,神経移植は成績が劣る.野村らは神経縫合部を通過するごとに再生軸索数は半減するとしている.これをもとにすれば神経縫合部が2か所ある神経移植では機能は1/4以下になる[5].

神経移植では,移植神経内のシュワン細胞が移植後1〜2日は周囲組織から栄養を得るが,太い神経の遊離移植の場合,中心部まで栄養が行き渡らず成績が不良である.これに対して血管付き神経移植は,中心部までシュワン細胞に栄養が行き渡るため再生能力が高いとされている[6].

神経移植術の適応

1.治療時期

神経の切断後できるだけ早期に再建されることが望ましく,特に運動神経機能再建は切断後半年を超えると神経再建のみでは機能回復が難しくなるとされている.実際には切断後からの経過期間と神経の欠損長および効果器までの距離に依存する.ただし,先述の通り現在の神経再建法では回復しきれない機能もあるため,その場合には腱移行術など別の治療法を行う必要がある.

2.神経の欠損長

Millesi らは上肢では欠損長が6 cmを超えると直接の縫合は難しいとしている[7].ただ部位によっても変わるため,8-0ナイロンで単結節縫合によって縫合部が外れなければよいとの報告もある[8].縫合に際しては,神経上膜を縫合するが血管とは違いしっかりと縫合するのではなく1 mmほど欠損長ができてもよいので内部にある funicles と呼ばれる神経周膜に包まれた神経束の断端がお互いに少し接する程度に縫合する方が神経を多く伸長させることができ機能回復にはよいとされている[4].神経縫合の前に断端を挫滅した状態のままではなくきれいに新鮮化しておくことが必要である.

関節周囲の場合,関節可動域の1/2までの屈曲で端々縫合を行い,それ以上は神経移植を検討する[9].このことから上記のような欠損長を超える場合には神経移植の適応となる.

移植神経の種類(表1)

今回は血管付き神経移植できる神経と,それに付随して移植できる組織の量や種類もまとめて記載する.血管付きで移植できる神経には,腓腹神経・外側大腿皮神経・大腿神経・肋間神経等があり,神経を太く長く必要な場合には腓腹神経,充

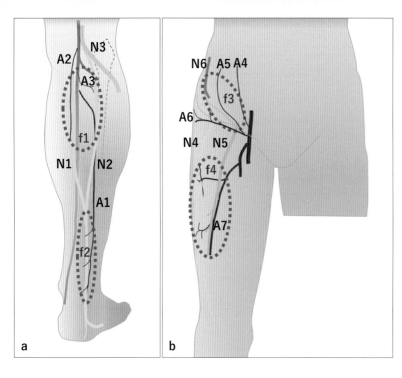

図 1.
再建用神経：採取部位および関連皮弁と
血管茎
 a：右下腿後面
 b：右鼠径・大腿部
　N1：内側腓腹神経
　N2：外側腓腹神経
　N3：腓骨神経
　N4：外側大腿皮神経
　N5：大腿神経
　N6：肋間神経外側枝
　A1：腓骨動脈
　A2：浅腓腹動脈
　A3：後脛骨動脈穿通枝
　A4：浅下腹動脈
　A5：浅腸骨回旋動脈浅枝
　A6：浅腸骨回旋動脈深枝
　A7：外側大腿回旋動脈下行枝
　f1：腓腹皮弁
　f2：腓骨皮弁
　f3：SCIP 皮弁 or SEA 皮弁
　f4：ALT 皮弁
（成島三長ほか：肉腫．日本臨牀．78（増刊
号 5）：408-414，2020．より引用）

填組織量が多く必要な場合には外側大腿皮神経を
用いることが多い．特に放射線治療が併用されて
いる場合は血管付きの神経移植にすることで，周
囲の血流障害がある場合でも神経回復が得られる[6]．

　下記はそれぞれの神経と同時に移植できる皮弁
である．

① 腓腹神経

　膝窩で脛骨神経から分枝した内側腓腹神経
（medial sural cutaneous nerve；m-SCN）と総腓
骨神経から分枝した外側腓腹神経（lateral sural
cutaneous nerve；l-SCN）が下腿中央部で合流し
形成される神経である．日本人の60％でl-SCNが
m-SCN より太く，87.7％で m-SCN と l-SCN の
両者が末梢で合流し，合流位置は下腿下 1/3 が最
も多い（66.7％）[10]．足外側の知覚を支配する知覚
神経で，小伏在静脈とともに外果後方の皮下を走
る．外果から下腿中央まで採取すれば最長 40 cm
近く採取可能である．栄養血管は膝窩から ①-1
下腿中枢 1/3 は膝窩動脈から分枝の浅腓腹動脈か
ら，①-2 中 1/3 は後脛骨動脈の筋内穿通枝か腓骨
動脈の分枝から，下 1/3 では腓骨動脈の穿通枝で
ある．血管付きにする場合，①-1 および ①-2 に
ついて検討し移植を行う．

　なお小伏在静脈は，m-SCN の内側を伴走して

膝窩静脈に合流する．

①-1．下腿中枢 1/3 の腓腹神経採取（図 1-a）

　この場合，膝窩動脈から分枝の浅腓腹動脈（特
に median SSA）または，外側腓腹筋穿通枝を利用
する．術前ドップラー等で血管をマーキングして
おく．穿通枝と両頭間のラインを含むように皮島
をデザインする．皮弁とともに神経を挙上する．

　ただこの中枢側腓腹神経は血管の解剖学的変異
が比較的多く，欠損や小血管径があることが多い
ため，注意が必要である[11]．

①-2．中 1/3 および末梢 1/3 の腓腹神経採取（図 1-a）

　中 1/3 は後脛骨動脈の筋内穿通枝か腓骨動脈の
穿通枝を，末梢 1/3 では腓骨動脈の穿通枝を栄養
血管として利用する．この血管付き神経は長さ 20
cm まで栄養される[11]．これに peroneal flap（腓骨
皮弁）や腓骨を付けての挙上も可能である．

　〈採取法〉前もってエコーで穿通する位置を確認
しておく．多くの場合，複数本が穿通しているた
め，何本かマーキングする．半側臥位とするため
殿部に枕を入れ，股関節の屈曲・内旋，膝関節の
屈曲位にて行う．駆血帯を巻いて行うが，完全に
脱血するのではなく，少し血液を残して駆血する
ことで，穿通枝の確認を容易にする．皮弁のデザ

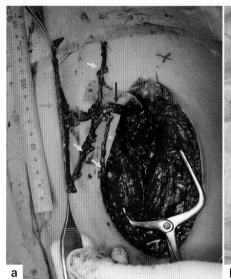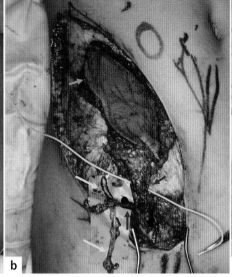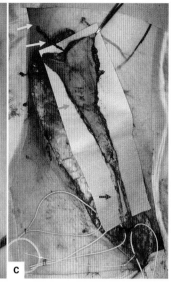

図 2. 各血管付き神経（長さ）＋付属皮弁（血管茎）
a：右大腿部からの外側大腿皮神経（12 cm）＋ ALT 皮弁挙上（外側大腿回旋動脈下行枝）
b：右鼠径部から外側大腿皮神経（10 cm）（SCIA 深枝）＋ SCIP 皮弁（SCIA 浅枝）
c：右鼠径部から肋間神経外側枝（5 cm）＋ SCIP 皮弁（SCIA 深枝および浅枝）
黄色矢印：神経，青色矢印：皮弁，赤色矢印：栄養血管（カッコ内血管）
（Narushima, M., Iida, T.：Superficial circumflex iliac artery pure skin perforator-based superthin flap for hand and finger reconstruction. J Plast Reconstr Aesthet Surg. 69：827-834, 2016. より引用）

インを行い，この前方で切開を行う．さらに筋膜下に入り，腓骨後縁から立ち上がってくる穿通枝を確認する．この際に最も太そうな穿通枝を選択する．またもしどちらか悩む場合には末梢側の穿通枝を選択した方が，血管茎をかせぐことができる．

皮弁の上下において小伏在静脈の走行を確認し，必要な神経の長さによって足関節から膝窩の範囲で切開伸長して採取腓腹神経の上下端を確認する．血流維持のため神経下の筋膜は付けた方がよい．太い神経が必要な場合，必要に応じて顕微鏡下に栄養血管を温存したまま神経のみを切断して折りたたみ重ね合わせて太くし使用する．

②-1. 外側大腿皮神経＋前外側大腿（ALT）皮弁（図1-b，図2-a）

外側大腿皮神経は，上前腸骨棘より1 cm 内側1 cm 尾側にて骨盤内より皮下深筋膜上に走行し，大腿部外側の知覚を支配する知覚神経である．大腿中央部では前外側大腿皮弁と同じ血管である外側大腿回旋動脈下行枝で栄養されている．このため，外側大腿皮神経と ALT 皮弁を同時挙上する

ことは容易である．長さ25 cm 程は採取可能であるが，神経が末梢に行くに従い複数本に分かれて1本ずつ1 mm 程度と細い場合がある．

利点は大きな組織欠損の場合に被覆が容易であり，外側広筋を含めれば組織量も十分確保できる．また筋膜が比較的しっかりしており，筋膜移植も同時に可能である．血管茎も比較的太く長く採取が可能である．

〈挙上法〉術前ドップラー等で血管をマーキングしておく．上前腸骨棘と外果を結んだ中点から半径5 cm 以内に ALT 皮弁の穿通枝が存在することが多い．皮弁をデザインし腹側より切開し，浅筋膜下で穿通枝および外側大腿皮神経を同定する．神経は複数本の穿通枝に栄養されていることがあり，もし可能であればこれらも含めて周囲の areola tissue とともに挙上する．皮弁に厚みがある場合には脱脂術を追加すると取り回しがしやすくなる．

②-2. 外側大腿皮神経＋浅腸骨回旋動脈穿通枝（SCIP）皮弁（図1-b，図2-b）

外側大腿皮神経は，上前腸骨棘の近傍内側にて

骨盤内より皮下深筋膜上に走行し，大腿部外側の知覚を支配する知覚神経である．大腿頭側ではSCIP皮弁と同じ血管である浅腸骨回旋動脈(SCIA)深枝で栄養されている．このため，外側大腿皮神経とSCIP皮弁を同時挙上することは容易である．血管付きの場合，20 cm程は採取可能であるが，神経が末梢にいくに従い複数本に分かれており，血管が頭側にあるため神経移植が長くなるに従い血流は乏しいと考えられる．

〈挙上法〉鼠径靱帯と平行に尾側約1 cmのところを内側は大腿動脈外側から外側は上前腸骨棘付近まで切開する．術前エコーによる走行確認を参考にまず浅腸骨回旋静脈を同定し，そのやや頭側皮下浅筋膜層にてSCIA浅枝を同定する．次に深枝および外側大腿皮神経を同定する．部位は上前腸骨棘内側1 cm尾側1 cm付近である．この部分で大腿外側皮神経と交差した深枝が深筋膜を穿通する．穿通する部分を確認しそこから皮膚への分布を確認する．深枝はこの外側大腿皮神経を経由している．つまり外側大腿皮神経と深枝が交わる部分を含めることで血管付き神経が挙上できる．浅腸骨回旋静脈は浅腸骨回旋動脈の伴走静脈とは別に存在する1～2 mmほどの太さのある皮静脈である．皮弁にこの皮静脈が含められなかった場合には伴走静脈でも問題ないが太さが0.5 mm前後になることが多く，できれば皮静脈を含めておいた方が吻合がしやすいのとうっ血のリスク回避できる．近位部の血管剥離操作は顕微鏡下に行った方が安全に挙上できる．なおこの皮神経はSCIP皮弁の領域の知覚支配をしていないため，知覚皮弁とする場合には次の外側肋間皮神経を含めることになる．

③ 大腿神経＋ALT皮弁（図1-b）

大腿神経は大腿四頭筋への筋枝を出しながら下行する運動神経である．このうち血管付き神経移植としては，筋裂孔を出て外側大腿回旋動静脈の下行枝と伴行している部分で15 cmほど採取可能である．それより頭側では，他の筋体への分枝が多いため大腿四頭筋の筋力低下をきたさないよう

に深大腿動脈分岐部より1～2 cm頭側までにとどめる[12]．ALT皮弁の栄養血管が斜行枝や横行枝から出ている場合があるため，前もって確認しておく．ALT皮弁のデザインは上記と同様である．下行枝を剥離する際には，大腿直筋壊死のリスク回避のため内側はできるだけ剥離せず，また結紮する際には大腿直筋の血流を適宜確認しながら行う．

④ 外側肋間皮神経（腸骨下腹神経（L1））＋SCIP皮弁またはSEA皮弁（図1-b，図2-c）

これらの皮弁を知覚皮弁として移植する場合，T12またはL1の外側肋間皮神経を含める必要がある[13]．これらは腋窩線と腸骨稜の直上約5 cmに存在し外側肋間穿通枝動脈とともに皮下に出てくる．これを含めることで知覚皮弁とすることが可能となる．また②-2の外側大腿皮神経も同時挙上可能である．さらには腸骨や縫工筋も血管付きで挙上可能である．

⑤ 前腕皮神経＋前腕皮弁

前腕内側皮神経を含めて前腕近位の静脈皮弁として報告がある[14]．

⑥ 閉鎖神経分枝＋薄筋

特に欧米では，特に顔面神経麻痺の患者に対して血管付き神経筋移植として，対側の頬から神経をつなぎ患側での頬の動きを再建する．神経再建のみではほぼ使用されない．日本人などアジア人は頬幅が広く薄筋の神経の長さが10 cm程度ではあと数cm足りない場合がある．しかし血管神経付きでの筋体の採取はしやすく，皮弁も同時に採取することも可能である．栄養する深大腿動脈からの枝の血管茎の長さは5～7 cmで血管径もやや細めで1～2 mmである[15]．

⑦ 胸背神経＋広背筋弁

特に日本において顔面神経麻痺の際に，血管付き神経筋移植の際に利用することが多い．神経のみとして利用されることは少ないが，神経と胸背動静脈が太く長いため利用は可能である．採取の体位として側臥位までせずとも仰臥位に少しベットマットを差し込んで半側臥位とするのみで採取できるため採取は容易である．

それ以外に，長胸神経＋前鋸筋弁や内側/外側胸筋神経＋大胸筋弁など様々な神経筋再建が報告されているが，それぞれ神経や組織欠損の状況に応じて熟慮の上で，神経再建をすることが望ましい．

他の方法との比較検討

1．人工神経管（ナーブリッジ®/リナーブ®）

神経再生の足場としてコラーゲンを用いて再生される．本邦ではポリグリコール酸（PGA）製の筒状物とコラーゲンスポンジより構成されるナーブリッジ®（東洋紡）と，全体がコラーゲンからなる外筒部とその内部に充填された線維束により構成されるリナーブ®（ニプロ）が使用可能である．約2〜4か月間でPGAならびにコラーゲンはともに体内で分解・吸収される．Robert らは，四肢体幹において自家神経移植と同等の治癒が得られているとしている[16]．2〜4か月で吸収される前に対側まで伸長するためには2〜4 cmが限界であると思われる．適応の目安としては知覚神経であれば欠損長が30 mm以内，運動神経では6 mm以内との報告もある[17]〜[19]．

2．Nerve flap

部分的に神経に縦切開を加え，基部を断端近位においてturnさせることで神経縫合部が1か所で済み，また神経内血行が保たれる神経移行法である[5]．1〜2 cmの欠損長が残りturnが可能な神経において行うことができる．これは局所皮弁と同じ原理を利用しており，局所血管付き神経移行術と考えてよい．

血管付き神経移植の現状

血管付き神経移植は，欠損長が長い場合や太い場合，あるいは放射線照射後など周囲の血流が不良な状態の場合などに有用である．神経周囲や神経内の血管を通して神経内部にあるシュワン細胞が生存し，光嶋らによれば，血行なしの場合と比較し約2倍の速度で再生するとしている[6]．

しかし臨床においては，顔面神経麻痺の際に前頭筋の麻痺に対する神経再建や指の intrinsic muscle さらには声帯などの微細で巧緻な運動の機能回復を得ることは，年齢や損傷部位から効果器までの距離などに依存し，他の神経再建方法と同様に難しい．

新たな治療法との融合

最近では他の方法も実験段階ではあるが徐々に報告されている．それは軸索融合法という概念である．これはワーラー変性が起こる前に軸索を融合することで末梢の軸索を生存させる方法である．その中で報告されているのがポリエチレングリコール（PEG法）である[20]．この方法は切断された神経を縫合した部位にPEGを滴下するという非常にシンプルな方法である．ただ現状ではまだ開発途上の方法であると思われる．しかしこの方法と血管付き神経移植を融合することができるようになれば，前述の様々な神経再建の限界を打破できる可能性が開けると考えている．

最後に

血管付き神経再建法は，他の組織再建と併せて移植することが可能である．神経欠損が大きく，機能的回復が必要な場合に選択肢として考慮すべき手法である．他の遊離皮弁の際などによく観察し，実際の治療において最もよい神経を用いることができるようにしておくことがよい．

参考文献

1) Mayo-Robson, A. W.：Nerve grafting as a means of restoring function in limbs paralysed by gunshot or other injuries. Br Med J. 1(2926)：117-118, 1917.
2) Ballance, C., Duel, A. M.：Operative treatment of facial palsy by the introduction of nerve grafts into fallopian canal and by other intratemporal methods. Arch Otolaryngol. 15：1-70, 1932.
3) Bunnell, S.：Surgical repair of facial nerve. Arch Otolaryng. 25：235-259, 1937.
4) 伊藤聰一郎：神経損傷治療の基本方針．手の外科の要点と盲点．金谷文則編．126-131，文光堂，

2007.

5) 野村　進：末梢神経外科治療の進歩．外科治療．**324**(3)：323-333，1971.

6) Koshima, I., Harii, K.：Experimental study of vascularized nerve grafts：morphometric study of axonal regeneration of nerves transplanted into silicone tubes. Ann Plast Surg. **14**(3)：235-243, 1985.

7) Millesi, H.：Techniques for nerve grafting. Hand Clin. **16**(1)：73-91, 2000.

8) 橋川和信：【神経修復法―基本知識と実践手技―】神経修復に関わる手術手技　末梢神経縫合　端々縫合と端側縫合．PEPARS. **78**：16-22, 2013.

9) 平沢泰介：末梢神経損傷神経移植術．整形外科 MOOK. **19**：127-143，1981.

10) Mahakkanukrauh, P., Chomsung, R.：Anatomical variations of the sural nerve. Clin Anat. **15**：263-266, 2002.

11) 坂本相哲，土井一輝：【神経修復法―基本知識と実践手技―】血管付き腓腹神経移植―腓骨動脈皮枝・後脛骨動脈筋内貫通枝を茎とする場合―．PEPARS. **78**：62-67，2013.

12) 山田　潔ほか：【神経修復法―基本知識と実践手技―】血管付き大腿神経移植術．PEPARS. **78**：56-61，2013.

13) Iida, T., et al.：Supermicrosurgical free sensate superficial circumflex iliac artery perforator flap for reconstruction of a soft tissue defect of the ankle in a 1-year-old child. Microsurgery. **36**(3)：254-258, 2016.

14) 大成和寛ほか：手指外傷における前腕内側皮神経を用いた血管柄付き神経皮膚移植術．中四整会誌．**16**：205-209，2004.

15) Strauch, B., Yu, H. L.：Atlas of Microvascular Surgery：Anatomy and Operative Techniques. 204-211, Thieme, 2011.

16) Robert, A. W., et al.：A randomized prospective study of polyglycolic acid conduits for digital nerve reconstruction in humans. Plast Reconstr Surg. **106**：1036-1045, 2000.

17) Qian, T., et al.：Efficacy evaluation of personalized coaptation in neurotization for motor deficit after peripheral nerve injury：a systematic review and meta-analysis. Brain Behav. **10**(4)：e01582, 2020.
Summary　動物実験において0.5～3.0 cm の神経欠損長に対する人工神経管を使用した治療で運動機能の回復において効果的であったと報告．

18) Mackinnon, S. E. Dellon, A. L.：Clinical nerve reconstruction with a bioabsorbable polyglycolic acid tube. Plast Reconstr Surg. **85**(3)：419-424, 1990.
Summary　人工神経管を利用した治療は，3.0 cm までの神経欠損長であれば，指神経等の知覚神経の回復に神経移植と同等の効果があると報告．

19) Boeckstyns, M. E., et al.：Collagen conduit versus microsurgical neurorrhaphy：2-year follow-up of a prospective, blinded clinical and electrophysiological multicenter randomized, controlled trial. J Hand Surg Am. **38**：2405-2411, 2013.
Summary　6 mm 以下であれば運動神経と感覚神経の回復が直接縫合と同等であると報告．

20) Mikesh, M., et al.：Polyethylene glycol solutions rapidly restore and maintain axonal continuity, neuromuscular structures, and behaviors lost after sciatic nerve transections in female rats. J Neurosci Res. **96**(7)：1223-1242, 2018.

複合性局所疼痛症候群（CRPS）をもっと知ろう

―病態・診断・治療から後遺障害診断まで―

編集　堀内行雄（川崎市病院事業管理者）

日常診療で鑑別に頭を悩ませたことはありませんか？

治療に難渋する「痛み」を伴う CRPS の"今"をわかりやすくまとめました. 診断や治療にとどまらず, 後遺障害診断や類似疾患まで網羅！早期診断・早期治療のための必読書です！！

オールカラー B5 判　130 頁　定価 4,950 円（本体 4,500 円＋税）

<table>
<tr><td colspan="2">＜目次＞</td></tr>
<tr><td>Ⅰ.</td><td>病　態</td></tr>
<tr><td></td><td>CRPS：疾患概念の変遷と最新の研究動向</td></tr>
<tr><td>Ⅱ.</td><td>診　断</td></tr>
<tr><td></td><td>CRPS 診断の実際―判定指標と診療方針の概論―</td></tr>
<tr><td></td><td>CRPS の画像診断―BMD 計測および MRS による診断―</td></tr>
<tr><td>Ⅲ.</td><td>治　療</td></tr>
<tr><td></td><td>早期 CRPS の考え方とその対策―超早期ステロイド療法の実際を含めて―</td></tr>
<tr><td></td><td>CRPS 様症状を訴える患者への精神科的アプローチ―鑑別診断も含めて―</td></tr>
<tr><td></td><td>CRPS の薬物療法―病状, 病期による薬物の選択―</td></tr>
<tr><td></td><td>CRPS に対する漢方治療の実際</td></tr>
<tr><td></td><td>CRPS のペインクリニックにおける治療―早期治療と慢性疼痛対策―</td></tr>
<tr><td></td><td>温冷交代浴の理論と実際</td></tr>
<tr><td></td><td>CRPS に対するリハビリテーションの実際</td></tr>
<tr><td></td><td>CRPS type Ⅱ の手術療法</td></tr>
<tr><td></td><td>CRPS に対する手術治療―病態別治療と生体内再生治療―</td></tr>
<tr><td>Ⅳ.</td><td>後遺障害</td></tr>
<tr><td></td><td>CRPS の後遺障害診断―留意点とアドバイス―</td></tr>
<tr><td>Ⅴ.</td><td>関連・類似疾患</td></tr>
<tr><td></td><td>採血による末梢神経損傷と CRPS</td></tr>
<tr><td></td><td>ジストニアの診断と治療</td></tr>
<tr><td></td><td>線維筋痛症（機能性疼痛・中枢機能障害性疼痛）の診断と治療, 診断書記載</td></tr>
</table>

 全日本病院出版会　〒113-0033 東京都文京区本郷 3-16-4　Tel：03-5689-5989
http://www.zenniti.com　Fax：03-5689-8030

PEPARS　No.172：58-62，2021

◆特集／神経再生医療の最先端

再建乳房知覚化の最前線

PEPARS

冨田興一[*1]　田港見布江[*2]　矢野健二[*3]　久保盾貴[*4]

Key Words：再建乳房(reconstructed breast)，再知覚化(reinnervation)，知覚皮弁(sensate flap)，direct neurotization

Abstract　　乳房再建技術の進歩や，皮下乳腺全摘に代表される乳癌手術の低侵襲化によって，再建乳房の整容性は以前より改善した．一方で，再建乳房の機能性，すなわち乳房知覚に関しては未だ発展途上である．自家組織再建における皮弁の知覚化がこれまで様々な自家組織を用いた再建において応用され，一定の効果が報告されている．しかしながら，皮膚温存乳房切除術をはじめとする最近の低侵襲手術では，皮弁皮膚が殆ど体表へ露出しない．そのような症例における知覚皮弁の有用性に関しては議論のあるところであり，今後の検討が必要である．一方で，人工物による乳房再建では知覚皮弁は使用できない．乳頭温存の症例では神経グラフトによる乳頭知覚再建の報告が散見されるが，乳頭が温存されない場合には別の手法が必要となる．本稿ではこれらに関する最近の報告をご紹介するとともに，我々が行っている新手法開発の試みについて述べる．

はじめに

　近年における乳房再建技術の発展，および皮下乳腺全摘に代表される低侵襲な乳癌手術の導入により，再建乳房の整容性は格段に向上した．一方で，再建乳房の機能性，例えば乳房知覚に関しては，整容性に比べて手つかずの領域であると言える．しかしながら，再建乳房の知覚は患者の生活の質に有意な影響を及ぼし[1]，また乳房の知覚麻痺は低温熱傷の原因となり得ることから[2]，今後解決すべき重要な課題である．本稿では，これまで報告されてきた再建乳房知覚化の試みを紹介するとともに，我々が行っている新手法開発の試みについて述べたい．

[*1] Koichi TOMITA, 〒565-0871　吹田市山田丘2-2　大阪大学医学部形成外科，准教授
[*2] Mifue TAMINATO，同，特任助教
[*3] Kenji YANO, 〒553-0007　大阪市福島区大開1丁目13-8　大阪ブレストクリニック乳腺形成外科
[*4] Tateki KUBO，大阪大学医学部形成外科，教授

再建乳房の知覚回復について

1．乳房の神経支配

　乳房の皮膚と乳輪乳頭は主に第2～5肋間神経前内側・外側皮枝に神経支配されている[3]．乳輪乳頭の知覚はこれらの神経支配が重複しているが，最も重要なのは第4肋間神経前外側皮枝とされる．その他，鎖骨下から出て乳房頭側の知覚を支配する頚神経叢由来のものもある．乳房切除術においては，これらの殆どが合併切除される結果，再建乳房は一旦ほぼ無知覚となる．

2．再建乳房における知覚回復について

　脱神経後における皮膚知覚の回復は損傷された知覚神経軸索再生によるもの，および周辺の非損傷知覚神経からの側芽形成による代償性神経再支配によるものの双方によって生じることが知られている[4]．前者は主にC線維と一部Aδ線維(それぞれ痛覚と温冷覚)から成り，後者ではAβ線維(触圧覚)も含まれる[4]．皮膚知覚の再生様式のまとめを表に示す(表1)．再建乳房では，底面から

表 1. 皮膚知覚の再生様式

	神経線維の種類	損傷時の回復様式	自然回復
触覚，深部感覚	Aβ 線維	損傷神経の再生	困難
痛覚，温冷覚（侵害受容性感覚）	Aδ，C 線維	損傷神経の再生，および周囲の非損傷神経からの側芽形成	比較的容易

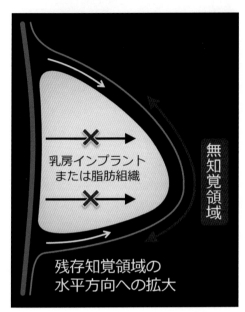

図 1. 再建乳房における知覚回復様式
通常の再建乳房では，底面からの軸索再生（黒矢印）はインプラントや皮弁組織により阻まれる．周囲における残存知覚領域からの水平方向への知覚領域拡大（黄色矢印）は生じるが，その限界を超えた領域は無知覚領域（赤矢印）となる．

の軸索再生はインプラントや皮弁によって阻まれる．したがって，再建乳房における知覚回復は，主に周囲の知覚領域から水平方向に生じ，その限界点を超えた領域は無知覚となる（図1）．過去の動物モデルを用いた研究から，これらの水平方向の知覚領域拡大は，前述の損傷知覚神経から生じる軸索再生（Aβ 線維を含む）よりも，非損傷知覚神経から生じる側芽形成（C 線維および Aδ 線維）によるものが多くを占めると考えられる[4]．臨床でよく経験される，痛覚はよく回復しているが触圧覚は殆どないという現象は，以上から説明が可能である．

3．再建乳房における知覚の向上

前述のように，再建乳房の知覚回復の問題点と

して，① 皮弁やインプラントにより底面からの軸索再生が阻害される，② 周囲からの知覚領域拡大には限界がある，③ 回復する知覚は痛覚が主であり，触圧覚の回復は乏しい，ということが挙げられる．これらの問題を解決するためには，損傷された知覚神経軸索を何らかの方法で皮膚まで再生させる必要がある．この手段として，自家組織再建であれば知覚皮弁を用いる方法，人工物再建では神経グラフトを用いる方法がそれぞれ考えられる．

知覚皮弁を用いた乳房再建

1．非定型的乳房切除における知覚皮弁

知覚皮弁を用いた乳房再建は 1992 年に Slezak らにより初めて報告された[5]．彼らは 3 人の患者において有茎横軸腹直筋（TRAM）皮弁に肋間神経を付けて挙上し，第 4 肋間神経の皮枝への神経縫合を行った．その後，我々のグループ[6]や他の研究者から知覚神経付き TRAM 皮弁を用いた乳房再建に関するいくつかの報告がなされ，その多くが知覚皮弁は乳房の知覚向上に有用であると結論づけている．さらに，2009 年に Temple らは知覚皮弁によって乳房知覚のみでなく，QOL も改善したと報告している[7]．

また，TRAM 皮弁に加えて，様々な皮弁が知覚皮弁として用いられている．我々のグループは広背筋皮弁に第 7 胸神経の背側皮枝を付けて挙上し，第 4 肋間神経の外側皮枝への神経縫合を行った[3]．また，Blondeel らは遊離深下腹壁穿通枝皮弁に肋間神経を付けて挙上を行い，また，上殿動脈穿通枝皮弁に腰椎神経背側枝を付けて挙上し，それぞれ第 4 肋間神経皮枝へ縫合した[8]．さらに最近では，矢野らは深大腿動脈穿通枝皮弁に外側大腿皮神経，後大腿皮神経，または閉鎖神経の枝

を付け，肋間神経と縫合することで知覚皮弁とすることができたと報告している[9].

2．（乳頭）皮膚温存乳房切除における知覚皮弁

　前述した知覚皮弁の報告はいずれも非定型的乳房切除後における再建であり，知覚皮弁の皮島が体表へ大きく露出している症例であった．一方，最近ではより優れた整容性を得やすい皮膚温存乳房切除（SSM）や乳頭温存乳房切除（NSM）が普及してきている．これらの症例では，皮弁皮膚が体表に殆ど，または全く露出しないことから，皮弁の知覚化が有効であるかは議論のあるところである．森らは，知覚神経付き TRAM 皮弁を非定型的乳房切除（5 例），SSM（5 例），NSM（8 例）の症例へ行った結果，知覚皮弁で再建した非定型的乳房切除術が最も優れた知覚回復を示したと報告している[10]．一方，SSM や NSM においては，切除後における mastectomy flap の厚みも乳房知覚回復に大きな影響を及ぼすと考えられる．例えば，乳癌切除後とリスク低減目的の予防的乳房切除後では，乳房における快感喪失の頻度は前者においてより高かったとの報告もある[11]．したがって，mastectomy flap が薄い症例ほど，知覚皮弁が有用となる可能性がある．SSM と NSM 症例における知覚皮弁の有用性に関しては，今後，更なる検討が必要である．

神経グラフトを用いた再建乳房の知覚化

1．NSM 症例における乳輪乳頭への神経グラフト

　自家組織再建と異なり，人工物による乳房再建ではこれまで再建乳房の知覚を向上させる有効な手段が存在しなかった．しかし近年，Djohan らは NSM 後のインプラント再建において，第 4 肋間神経の前外側皮枝と乳輪乳頭直下を無細胞化した同種神経を用いてグラフトする試みを行った[12]．具体的には，最大 7 cm の無細胞化同種神経グラフトの両端を，第 4 肋間神経前皮枝および乳頭直下組織へ 9-0 ナイロンを用いてそれぞれ縫合した．8 名 15 乳房に対して本法を施行し，乳輪乳頭およ

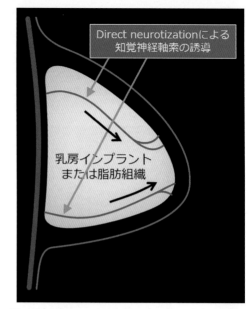

図 2. Direct neurotization（DN）による再建乳房知覚化
肋間神経皮枝をはじめとするレシピエント神経と乳房皮膚真皮の間を神経グラフト（青色）する（DN）ことで，知覚神経軸索を乳房皮膚内へ誘導する．

び周囲皮膚の触覚再生が促進される傾向にあったと報告している．また，Peled らも同様の試みを報告しているが，さらに彼らはグラフトの標的となる乳輪乳頭直下における組織切片の免疫染色を行った[13]．その結果，S100 蛋白陽性の神経組織を確認し，乳輪乳頭直下へ神経グラフトを行う意義を論じている．一方，これらの報告においては何れも症例数が少なく，また適切な対照群を欠いていることから，本法の有用性に関しては今後更なる検討を要する．

2．皮膚への direct neurotization による再建乳房の知覚化

　SSM や非定型的乳房切除術においては，神経グラフトの標的となる乳輪乳頭が存在しないため，前述の方法を行うことはできない．そこで，我々は direct neurotization（DN）という手法に着目した（図 2）．DN は元来，筋肉に対する運動神経の直接縫合による神経支配を目的として臨床応用がなされてきた[14)15]．一方，知覚神経の DN に関しては角膜の知覚再生での応用はあるものの[16]，皮膚

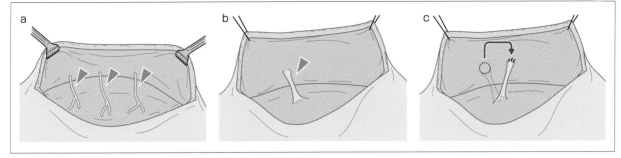

図 3. ラット背部知覚脱失モデルにおける Direct neurotization
a：胸神経由来の背側皮神経（矢印）を同定したところ
b：片側第 13 内側枝（矢印）を残し，全ての背側皮神経を切除した.
c：皮神経を皮下にて切断し，別の無知覚領域における真皮直下へ縫合した.

での報告はない．最近，我々はラットの背部知覚脱失モデルを用いて皮膚に対する DN の効果を検討した．具体的には，胸神経の背側皮神経を，1本を残して全て切除した（図 3-a, b）．その上で，残した皮神経を皮下にて切断し，別の無知覚領域における真皮直下へ直接縫合した（図 3-c）．縫合においては，肉羊膜を切除し，露出した真皮裏面へ神経縫合した群と，真皮の一部を切除し，真皮内へ神経縫合した群を作成した．その結果，両群において少なくとも痛覚の回復を確認でき，その効率は後者でより優れていた[17]．今後，触覚や温冷覚に関する有効性を確認していく必要はあるものの，本法が確立されれば，任意の部位において知覚領域を作成することが可能となり，再建乳房知覚化における有力な手法になり得ると考えられる．

まとめ

再建乳房の知覚化は今後の乳房再建における重要な課題である．知覚皮弁は一定の効果が期待できる手法と思われるが，NSM や SSM における有用性は議論のあるところであり，今後の検討を要する．人工物による再建では，神経グラフトを始めとする，知覚皮弁以外の新手法開発が必要であり，今後，更なる発展が期待される．

参考文献

1) Cornelissen, A. J. M., et al.：Sensation of the autologous reconstructed breast improves quality of life：a pilot study. Breast Cancer Res Treat. **167**：687-695, 2018.

2) Faulkner, H. R., et al.：Thermal injury to reconstructed breasts from commonly used warming devices：a risk for reconstructive failure. Plast Reconstr Surg Glob Open. **4**：e1033, 2016.

3) Yano, K., et al.：Breast reconstruction using the sensate latissimus dorsi musculocutaneous flap. Plast Reconstr Surg. **109**：1897-1902；discussion 1903, 2002.

4) Diamond, J., et al.：Evidence that endogenous beta nerve growth factor is responsible for the collateral sprouting, but not the regeneration, of nociceptive axons in adult rats. Proc Natl Acad Sci U S A. **84**：6596-6600, 1987.

5) Slezak, S., et al.：The sensational transverse rectus abdominis musculocutaneous（TRAM）flap：return of sensibility after TRAM breast reconstruction. Ann Plast Surg. **28**：210-217, 1992.

6) Yano, K., et al.：Breast reconstruction by means of innervated rectus abdominis myocutaneous flap. Plast Reconstr Surg. **102**：1452-1460, 1998.

7) Temple, C. L., et al.：Sensibility following innervated free TRAM flap for breast reconstruction：Part Ⅱ. Innervation improves patient-rated quality of life. Plast Reconstr Surg. **124**：1419-1425, 2009.

8) Blondeel, P. N., et al.：Sensory nerve repair in perforator flaps for autologous breast reconstruction：sensational or senseless? Br J Plast Surg. **52**：37-44, 1999.

9) Yano, T., et al.：The feasibility of harvesting an innervated profunda artery perforator flap for

breast reconstruction. Plast Reconstr Surg Glob Open. **8** : e3160, 2020.

10) Mori, H., Okazaki, M. : Is the sensitivity of skin-sparing mastectomy or nipple-sparing mastectomy superior to conventional mastectomy with innervated flap? Microsurgery. **31** : 428-433, 2011.

11) Khan, A., et al. : Sensory change of the reconstructed breast envelope after skin-sparing mastectomy. Eur J Surg Oncol. **42** : 973-979, 2016.

12) Djohan, R., et al. : Neurotization of the nipple-areola complex during implant-based reconstruction : evaluation of early sensation recovery. Plast Reconstr Surg. **146** : 250-254, 2020.

13) Peled, A. W., Peled, Z. M. : Nerve preservation and allografting for sensory innervation follow-ing immediate implant breast reconstruction. Plast Reconstr Surg Glob Open. **7** : e2332, 2019.

14) Brunelli, G. A., Brunelli, G. R. : Direct muscle neurotization. J Reconstr Microsurg. **9** : 81-90 ; discussion 89-90, 1993.

15) Terzis, J. K., Karypidis, D. : Outcomes of direct muscle neurotization in pediatric patients with facial paralysis. Plast Reconstr Surg. **124** : 1486-1498, 2009.

16) Terzis, J. K., et al. : Corneal neurotization : a novel solution to neurotrophic keratopathy. Plast Reconstr Surg. **123** : 112-120, 2009.

17) Taminato, M., et al. : Targeted sensory reinnervation by direct neurotization of skin : an experimental study in rats. J Plast Reconstr Aesthet Surg. January 10, 2021. [Online ahead of print]

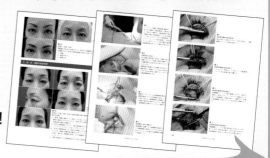

PEPARS No.172：64-70, 2021

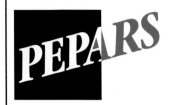

◆特集／神経再生医療の最先端

顔面神経麻痺再建における人工神経を用いた神経修復の工夫

―人工神経の 3 つの役割：神経ブリッジ，神経アダプター，神経アジャスターについて―

渡辺　頼勝*

Key Words：顔面神経麻痺(facial nerve paralysis)，人工神経(artificial nerve)，神経ブリッジ(nerve bridge)，神経アダプター(nerve adapter)，神経アジャスター(nerve adjuster)

Abstract　顔面神経麻痺再建において人工神経を使用する際には，① 神経ブリッジ：5 mm 以下の神経欠損部の架橋/神経縫合部の緊張緩和，② 神経アダプター：神経口径差の解消による効率的な神経再生誘導，③ 神経アジャスター：神経再生強度の適正・減弱化による調節，の 3 つの役割を考慮して行うことが重要である．

はじめに

　現在，日本で保険適用の末梢神経再建を目的とした人工神経には，2013 年からの神経再生誘導チューブ：ナーブリッジ®(東洋紡，外筒：ポリグリコール酸，内腔：コラーゲンスポンジ)と，2017 年からの神経再生誘導剤：リナーブ®(ニプロ，外筒：コラーゲン，内腔：コラーゲン線維束)の 2 種類がある．

　これらは，主に末梢神経の知覚神経再建を目的に開発されたが，当科では，2015 年より運動神経である顔面神経麻痺の再建にこれらの人工神経を導入し，比較的良好な結果を得ている．本稿では，筆者が提唱している顔面神経麻痺再建において人工神経の果たす 3 つの役割および今後の応用可能性を含め報告する．

顔面神経麻痺再建における人工神経の 3 つの役割について

1．神経欠損部の架橋：神経ブリッジ(図 1-a)

　神経ブリッジは，人工神経の本来の役割である神経欠損部の神経架橋再建としての役割である．また，人工神経を用いることで神経縫合部の緊張緩和が可能となり，良好な神経再生が期待される．

2．神経縫合時の神経間口径差の解消：神経アダプター(図 1-b)

　縫合する神経同士の断端に口径差がある場合に，太い方の口径に合わせた太さの人工神経を使用して，神経間の口径差を解消して神経を再建する方法である．いわば，人工神経を，形の異なるコンセント同士をつなぐアダプターの役割として使用する方法である．また，この方法では，複数の運動神経分枝も人工神経内に挿入することができるため，中枢側の細い運動神経分枝からの再生神経線維を末梢側の太い運動神経にも効率よく誘導することが可能である．

3．神経再生強度の適正・減弱化：神経アジャスター(図 1-c)

　咬筋運動神経などの強い再生能を持つ神経力源や病的共同運動の原因となる神経力源からの神経再生強度を適正化または減弱化する目的で，人工神経を使用する方法である．すなわち，縫合する神経間にあえてギャップを設け，人工神経を挟み込む長さに応じて神経再生強度を調節(アジャスター)して神経を再建する方法である．

---

* Yorikatsu WATANABE，〒164-8541　東京都中野区中野 4 丁目 22 番 1 号　東京警察病院形成・美容外科，主任医長

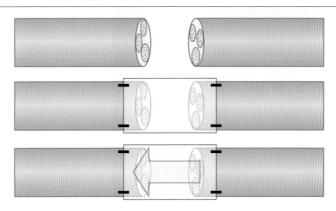

a：神経ブリッジ・神経欠損部の架橋

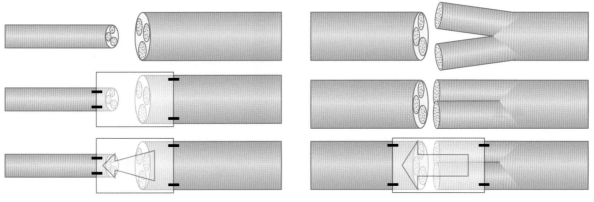

b：神経アダプター・神経縫合時の口径差の解消

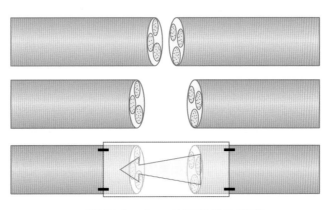

c：神経アジャスター・神経再生強度の調節

図 1.

a：神経ブリッジ：神経欠損部の架橋．5 mm 以下の神経欠損部の架橋/神経縫合部の緊張緩和
b：神経アダプター：神経縫合時の口径差の解消．口径差の解消による効率的な神経再生誘導
c：神経アジャスター：神経再生強度の適正・減弱化による調節

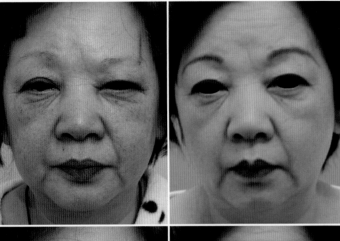

図 2.
症例1：57歳，女性．外傷性左顔面神経側頭枝麻痺．神経ブリッジ＋神経アダプター
a：術前安静時．左眉毛下垂を認める．
b：術前眉毛挙上時．左眉毛挙上不能．
c：術後6か月安静時．眉毛の左右差は目立たない．
d：術後6か月眉毛挙上時．左眉毛挙上は回復した．
e：手術時．神経断端に口径差を認める側頭枝断裂部の3.5 mm神経欠損部を人工神経で架橋再建した．

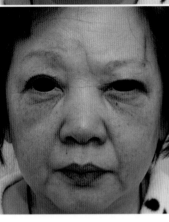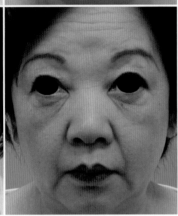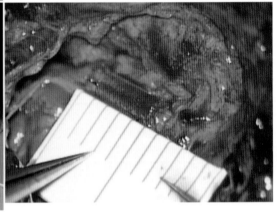

症例提示

症例1：57歳，女性．外傷性左顔面神経側頭枝麻痺（図2）．神経ブリッジ＋神経アダプター

3週前に転倒し左眉毛上外側部挫創受傷．近医で初療を受けるも左眉毛下垂のため当院紹介．左顔面神経側頭枝断裂の疑いにて受傷後18日目で施行した．左側頭枝は断裂しており瘢痕組織を認めた．瘢痕を切除し生じた3.5 mmの神経欠損部を，直径2 mm，長さ5 mmの人工神経（ナーブリッジ®）を使用し架橋再建した．術後6か月で，安静時の眉毛下垂および左眉毛挙上機能は改善した．

症例2：46歳，女性．陳旧性中枢性右顔面神経完全麻痺（図3）．神経アダプター＋神経アジャスター

右小脳橋角部脳腫瘍摘出術後に麻痺を発症し，2年11か月経過した陳旧性顔面神経完全麻痺に対し，健側顔面神経と患側咬筋運動神経からの二重神経支配法（dual innervation法）を用いた広背筋-前鋸筋連合筋弁移植による笑いの一期的動的再建術を施行した[1]．

健側顔面神経頬枝（1 funicle）-広背筋胸背神経（2 funicles）間の縫合では，神経口径差を認め人工神経（ナーブリッジ®）直径2.5 mmを神経アダプターとして使用した．

広背筋には，従来法[2]よりもより確実な筋収縮を目的として，患側咬筋運動神経の分枝断端を筋体内に直接縫合し，健側顔面神経と患側咬筋運動神経の二重神経支配を図った[3]．

また，患側咬筋運動神経-前鋸筋長胸神経間の縫合では，神経口径差を認め人工神経（ナーブリッジ®）直径2.5 mmを神経アダプターとして使用した．さらに，再生強度が強い咬筋運動神経の神経支配を減弱化するために人工神経を神経アジャスターとしての役割を期待して使用し，神経間のギャップを1.5 mm空けた状態とした．術後2年，右口角が広背筋と前鋸筋により二方向性に挙上されているため左右の鼻唇溝形態のバランスの取れた自然な笑いが再建された[4]．

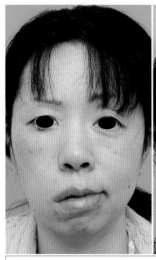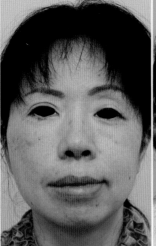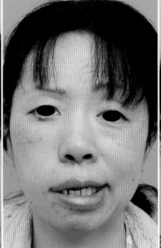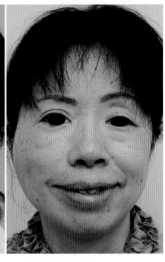

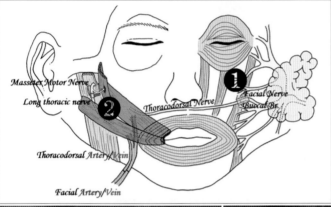

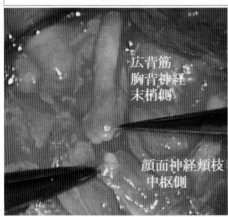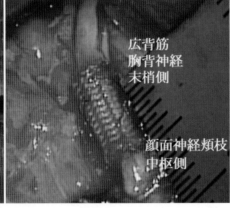

a	b	c	d
e			
f	g		

図 3. 症例 2：46 歳，女性．陳旧性中枢性右顔面神経完全麻痺．神経アダプター＋神経アジャスター

a：術前，安静時．左右の非対称性は顕著である．

b：術後 2 年，安静時．左右の対称性は保たれている．

c：術前，笑い時．左右の非対称性はさらに悪化している．

d：術後 2 年，笑い時．右口角は二方向性に挙上されているため自然な笑いの表情である．

e：健側顔面神経と患側咬筋運動神経からの二重神経支配による笑いの一期的遊離広背筋-前鋸筋連合筋
　　弁移植術の術式シェーマ

　　① 左（健側）：顔面神経頬枝-広背筋胸背神経，神経間口径差あり
　　　　　　　　　　神経口径差の解消：神経アダプター

　　② 右（患側）：咬筋運動神経-前鋸筋長胸神経
　　　　　　　　　　神経再生強度を適正・減弱化：神経アジャスター
　　　　　　　　　　二重神経支配の調節：強い神経再生能を有する咬筋運動神経の神経再生を減弱化する目的

f：健側顔面神経頬枝（1 funicle）-広背筋胸背神経（2 funicles）間の縫合では，神経口径差を認めた．

g：人工神経を神経アダプターとして使用し，神経再建を行った．

（文献 3 より一部改変）

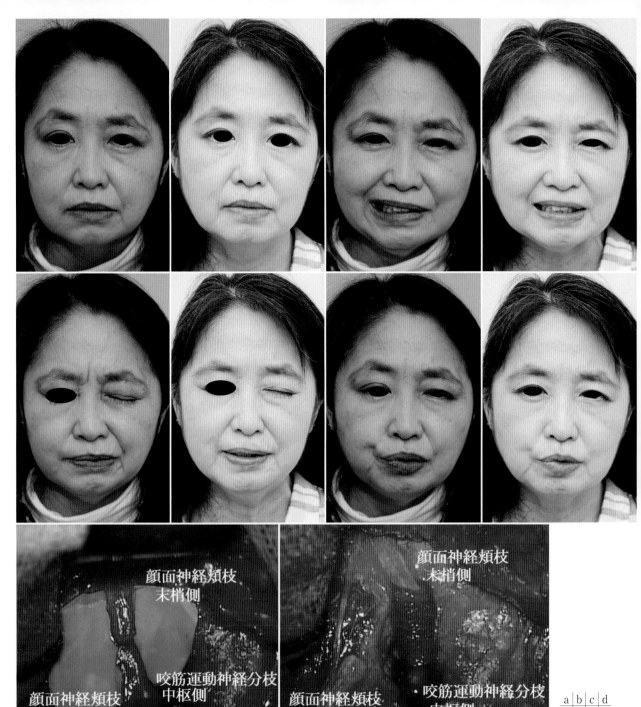

図 4. 症例 3：54 歳，女性．左ベル麻痺後顔面神経不全麻痺，病的共同運動．神経
アダプター＋神経アジャスター

a：術前，安静時．鼻唇溝の深化に代表される左顔面拘縮感を認める．
b：術後 1 年，安静時．左顔面拘縮感の改善を認める．
c：術前，笑い時．左口角挙上不全を認める．
d：術後 1 年，笑い時．左口角挙上の改善を認める．
e：術前，閉眼時．口角挙上に代表される口周囲の病的共同運動を認める．
f：術後 1 年，閉眼時．口周囲の病的共同運動の改善を認める．
g：術前，口すぼめ時．眼裂の狭小化に代表される眼周囲の病的共同運動を認める．
h：術後 1 年，口すぼめ時．眼裂の狭小化に代表される眼周囲の病的共同運動の改善を認める．
i，j：患側咬筋運動神経−患側顔面神経頬枝間の交叉神経縫合術における神経縫合では，神経口径差改善
　　のために，神経アダプターとして使用した．また，再生強度が強い咬筋運動神経の神経支配を減弱化し
　　つつ新たな病的共同運動を抑制するために，神経アジャスターとして使用した．

症例 3：54 歳，女性．左ベル麻痺後顔面神経不全麻痺，病的共同運動（図 4）．神経アダプター＋神経アジャスター

左ベル麻痺発症後 1 年 11 か月の左口角挙上不全と目と口周囲が連動する病的共同運動（Sunnybrook スコア：41 点）に対し，患側咬筋運動神経-患側顔面神経頬枝間の交叉神経縫合術を施行した．患側咬筋運動神経-患側顔面神経頬枝間の縫合では，神経口径差を認め人工神経（リナーブ®）直径 2.3 mm を神経アダプターとして使用した．さらに，再生強度が強い咬筋運動神経の神経支配を減弱化しつつ新たな病的共同運動を抑制するために人工神経を神経アジャスターとしての役割を期待して使用し，神経間のギャップを 2 mm 空けた状態とした．術後 1 年，安静時の左顔面の鼻唇溝の浅化に代表される拘縮感の緩和，噛みしめをやや意識することで笑い時の口角挙上の改善，瞬目・閉眼時と口すぼめ時におけるそれぞれの病的共同運動の緩和（Sunnybrook スコア：58 点）が認められた．

考　察

一般的な人工神経は管腔構造の外筒からなり，日本で使用可能な 2 種類の人工神経は，さらに管腔構造内は神経再生の足場となるコラーゲンが充填されている．このような人工神経を使用して神経再生を図ることを神経再生誘導術（tubulization）と称される．

神経再生誘導術の利点として，神経再生に適した微小環境を形成し，神経断端から分泌される神経再生に必要な神経成長因子の蓄積，神経再生促進，抗炎症作用，瘢痕形成抑制などに関与する神経外成長因子の関与などが，報告されている[5)6)]．

現在のところ，末梢神経欠損の再建に対する人工神経の適応は，架橋間距離 30 mm 以下とされており，未だに自家神経移植に勝る人工神経は存在しないというのがコンセンサスとなっている[5)]．

また，報告されている末梢神経再建の人工神経の適応は，そのほとんどが知覚神経欠損に対する使用例であり，本稿のような運動神経である顔面神経欠損への使用例は渉猟する限りない．

顔面神経の表情筋への神経支配は，骨格筋とは異なりネットワークが形成されているため，顔面神経麻痺再建への人工神経の適応可能性は広がると考えられる．筆者は，これまでの経験から，顔面神経における人工神経の神経ブリッジとしての適応は，神経欠損部が 5 mm 以内と考えている．

神経再建法のゴールドスタンダードは，これまで神経同士の神経上膜縫合（epineural suture）または神経周膜縫合（perineural suture）などの直接縫合術である．縫合する神経同士の断端に口径差がある場合，直接縫合術では正確な縫合ができないため，これまではフィブリン糊で断端を接着させて神経上膜縫合で数針寄せるようなあいまいな縫合法を取らざるを得なかった．また，直接縫合する限りは，神経縫合内部が直接確認できないため，神経線維の反転（バックリング）の可能性は排除できない．さらに，術者や術野条件に縫合精度のばらつきも避けられない．こうした直接縫合術の問題点が，神経再建の治療成績が安定しない要因として考えられている．今後，神経同士を直接縫合することなく神経断端を人工神経の管腔構造に引き込み神経断端に負荷がかからないように配慮しつつ，神経間の口径差を解消するための神経アダプターとして人工神経を使用することで，顔面神経再建の治療成績の安定とさらなる向上に寄与すると考えられる．

さらに，顔面神経麻痺再建では，骨格筋とは異なり顔面表情筋は，単純に筋収縮が強ければよいというものではなく，適切な筋緊張と筋収縮および他表情筋とのバランスが重要である．最近，注目されている神経力源としての咬筋運動神経は，神経再生強度が強く安定した神経再生が得られる一方で，時として on-off 時の筋収縮の差異，強すぎる筋収縮による不自然な表情，などが術後に問題とされている．また，顔面神経麻痺の約 8 割の原因であるベル・ハント症候群による顔面神経麻痺の後遺症として，特に目と口周囲の連動を主体

とした病的共同運動に対する治療が未だ治療困難な課題である．軽度の場合は，ボツリヌス毒素製剤注射での緩和は可能であるが，重度の場合は注射のみでのコントロールは困難である．

神経アジャスターとして人工神経を使用することで，従来の直接神経縫合では不可能であった神経再生強度の適正・減弱化の可能性がある．

これらの工夫により，これまで困難とされてきた病的共同運動に対する形成外科手術治療の適応拡大の可能性が今後期待される．

最後に，本稿で紹介した人工神経の3つの役割については，今後基礎研究による詳細なメカニズムの解明が期待される．

まとめ

顔面神経麻痺再建において人工神経を使用する際には，① 神経ブリッジ：5 mm 以下の神経欠損部の架橋/神経縫合部の緊張緩和，② 神経アダプター：神経口径差の解消による効率的な神経再生誘導，③ 神経アジャスター：神経再生強度の適正・減弱化による調節，の3つの役割を考慮して行うことが重要である．

参考文献

1) Watanabe, Y., et al.：Dual innervation method using one-stage reconstruction with free latissimus dorsi muscle transfer for re-animation of established facial paralysis：simultaneous reinnervation of the ipsilateral masseter motor nerve and the contralateral facial nerve to improve the quality of smile and emotional facial expressions. J Plast Reconstr Aesthet Surg. **62**：1589-1597, 2009.
   Summary Dual innervation 法を用いた遊離筋肉移植術におる動的再建術の世界最初の論文．

2) Harii, K., et al.：One-stage transfer of the latissimus dorsi muscle for reanimation of a paralyzed face：a new alternative. Plast Reconstr Surg. **102**：941-951, 1998.
   Summary 一期的広背筋移植術による動的再建術のゴールドスタンダードの論文．

3) Watanabe, Y., et al.：One-stage free transfer of latissimus dorsi-serratus anterior combined muscle flap with dual innervation for smile reanimation in established facial paralysis. J Plast Reconstr Aesthet Surg. **73**：1107-1115, 2020.
   Summary Dual innervation 変法を用いた遊離広背筋-前鋸筋連合筋弁移植術による自然で確実な笑いの一期的動的再建術の最新論文．

4) 渡辺頼勝：【顔面神経麻痺治療のコツ】顔面神経麻痺動的再建術に不可欠な3タイプの神経再生様式の選択と使い方．PEPARS. **143**：66-74，2018.

5) Pabari, A., et al.：Nerve conduits for peripheral nerve surgery. Plast Reconstr Surg. **133**：1420-1430, 2014.
   Summary 末梢神経再建への人工神経の適応を評価したレビュー．

6) Lundborg, G., et al.：Trophism, tropism and specificity in nerve regeneration. J Reconstr Microsurg. **5**：345-354, 1994.
   Summary 人工神経の大御所 Lundborg による人工神経の役割について論文．

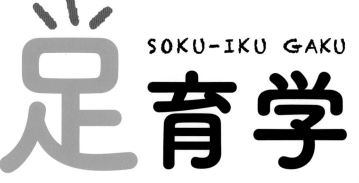

足育学
SOKU-IKU GAKU

好評

外来でみる
フットケア・フットヘルスウェア

編集：**高山かおる**　埼玉県済生会川口総合病院 主任部長
一般社団法人足育研究会 代表理事

2019 年 2 月発行　B5 判　274 頁　定価 7,700 円（本体 7,000 円＋税）

治療から運動による予防まで
あらゆる角度から「足」を学べる足診療の決定版！

解剖や病理、検査、治療だけでなく、日々のケアや爪の手入れ、
運動、靴の選択など知っておきたいすべての足の知識が網羅されています。
皮膚科、整形外科、血管外科・リンパ外科・再建外科などの**医師**や**看護師**、
理学療法士、**血管診療技師**、さらには**健康運動指導士**や**靴店マイスター**など、
多職種な豪華執筆陣が丁寧に解説！
初学者から専門医師まで、とことん「足」を学べる一冊です。

CONTENTS

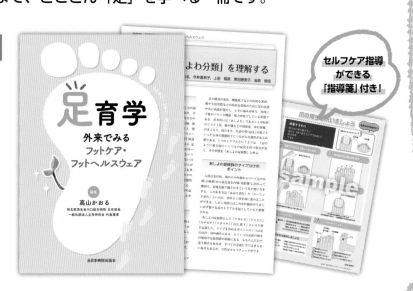

セルフケア指導
ができる
「指導箋」付き！

全日本病院出版会

〒113-0033 東京都文京区本郷 3-16-4　Tel：03-5689-5989
www.zenniti.com　Fax：03-5689-8030

PEPARS　No.172：72-78, 2021

◆特集／神経再生医療の最先端

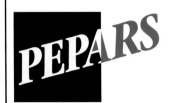

再生因子を用いた神経修復術
―次世代型人工神経の開発―

田中　啓之*

Key Words：人工神経(artificial nerve conduit)，神経栄養因子(neurotrophic factor)，末梢神経再生(peripheral nerve regeneration)，神経保護剤(nerve wrap)，ドラッグデリバリーシステム(drug delivery system)

Abstract　　末梢神経損傷は適切な治療を行ったとしても完全な回復に至らないことも稀ではなく，基礎研究，臨床研究の両面においてさらなるブレイクスルーが必要な状況である．そこで本稿では，末梢神経損傷後の治療成績向上のための薬剤・再生因子(神経栄養因子，塩基性線維芽細胞増殖因子，エリスロポエチン，タクロリムス，メチルコバラミン)を用いた神経修復について解説を行う．また本邦においても使用可能となった人工神経(神経再生誘導材/チューブ)の今後について，各種ドラッグデリバリーシステム(フィブリン糊，マイクロスフェア，ナノファイバーシート)の特徴を述べ，薬剤・再生因子の徐放化製剤について紹介する．さらには海外ですでに臨床応用されている神経剥離術後に適応される神経保護剤，癒着防止剤や，断端神経腫に対して用いられる神経断端保護剤についても紹介したい．

はじめに

　近年における末梢神経損傷に対する治療法のブレイクスルーとしては，本邦においても人工神経(神経再生誘導材/チューブ)が臨床の現場において使用可能となったことが挙げられる．その人工神経の歴史(図1)は，1980年代にシリコンやラテックスといった非分解性材料のものが臨床応用されたことから始まるが，炎症惹起や再手術が必要であることなどの欠点が存在し，その後，生分解性材料のものへと取って代わられることとなった．現在は，立体構造そのものの改善，細胞や栄養因子の付加など，まさに第三世代の人工神経へと転換しつつある時期と言えよう．しかしながら，現在臨床応用されているいずれの人工神経も自家神経移植による成績に比肩するには至っておらず，また欠損部の大きい症例に対しては適応とならないなどの欠点が残存したままである．もう1つのトピックとして，末梢神経損傷後のより詳細な再生過程が解明されたことが挙げられる．1)末梢神経損傷後には，2)損傷部以遠の軸索変性(いわゆるワーラー変性)，3)軸索変性に伴うシュワン細胞の脱分化(脱髄)，4)シュワン細胞増殖に伴うBungner bandの形成，5)Bungner bandに沿った軸索伸展，6)シュワン細胞再分化(再髄鞘化)といった一連の再生過程(図2)が生じることが知られていたが，損傷部の低酸素状態により誘導されたマクロファージがVEGF-Aを分泌することで，Bungner band形成にさきがけて血管内皮細胞を誘導，配列させることが2015年に報告された[1]．すなわち，図2の再生過程3)シュワン細胞脱分化と4)Bungner band形成の間に3.5)血管内皮細胞の配列という過程が存在することが判明し，血管内皮細胞，血管の重要性が再認識されることとなった．

　しかしながら臨床の現場においては，通常の神

* Hiroyuki TANAKA，〒565-0871　吹田市山田丘 2-2　大阪大学大学院医学系研究科運動器スポーツ医科学共同研究講座，特任教授

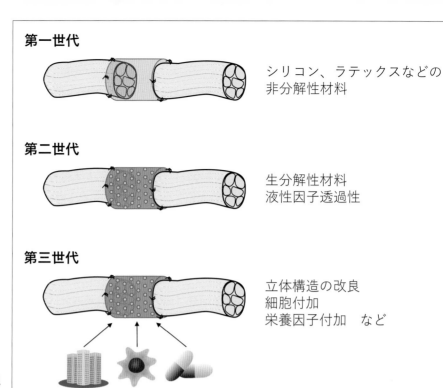

図 1.
人工神経の歴史

第一世代
シリコン、ラテックスなどの
非分解性材料

第二世代
生分解性材料
液性因子透過性

第三世代
立体構造の改良
細胞付加
栄養因子付加　など

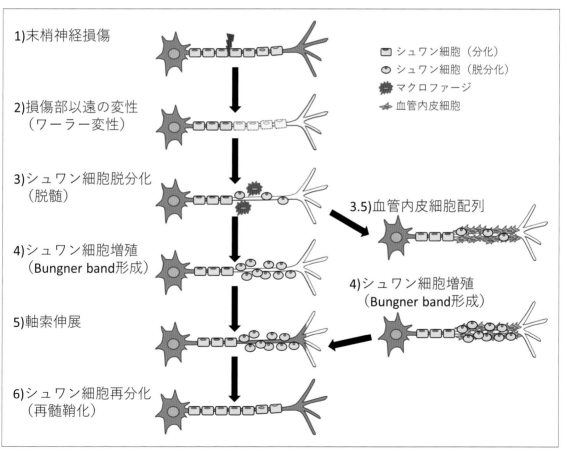

1)末梢神経損傷

2)損傷部以遠の変性
（ワーラー変性）

3)シュワン細胞脱分化
（脱髄）

4)シュワン細胞増殖
（Bungner band形成）

5)軸索伸展

6)シュワン細胞再分化
（再髄鞘化）

シュワン細胞（分化）
シュワン細胞（脱分化）
マクロファージ
血管内皮細胞

3.5)血管内皮細胞配列

4)シュワン細胞増殖
（Bungner band形成）

図 2. 末梢神経損傷後の再生過程

経縫合術を行ったとしても，完全な回復に至らないことも稀ではない．そこで本稿では，末梢神経損傷後の治療成績向上のための薬剤・再生因子を用いた神経修復術について，臨床ですでによく使用されている薬剤を中心に解説を行い，さらには今後の人工神経の展望についても述べることとする．

薬剤・再生因子を用いた神経修復

1．神経栄養因子

これまでに4種類のニューロトロフィン，すなわち神経成長因子（NGF；Nerve Growth Factor），脳由来神経栄養因子（BDNF；Brain-Derived Neurotrophic Factor），ニューロトロフィン3（NT3；Neurotrophin 3），ニューロトロフィン4/5（NT4/5；Neurotrophin 4/5）が知られており，その他にも数種類のNeurotrophic factorsが存在する．これらの神経栄養因子は，末梢神経損傷後にシュワン細胞やマクロファージ等から分泌されることで損傷部の周囲環境を制御し，軸索再生や再髄鞘化等により，末梢神経再生を促進させる効果を有する．これまでに末梢神経損傷動物モデルを用いた神経栄養因子による再生効果が多数報告されており，糖尿病性末梢神経障害等に対する神経栄養因子を用いたヒト臨床試験もいくつか行われてきた．副作用についてはほとんどの試験で軽微なものしか報告されておらず，安全性に関しては担保されているようであるが，*in vitro* 実験や動物モデルにおいてはBDNFやグリア細胞株由来神経栄養因子（GDNF；Glial cell line-Derived Neurotrophic Factor）の高濃度投与による再生抑制効果が報告されている[2)3)]ため，適切な濃度管理が重要であると思われる．残念ながら現時点では外傷による末梢神経損傷に対する臨床試験は渉猟し得ず，今後の報告が待たれるところである．

2．塩基性線維芽細胞増殖因子（bFGF）

線維芽細胞増殖因子は1974年にウシの脳下垂体から線維芽細胞の増殖を促進する物質として同定され，その後に塩基性線維芽細胞増殖因子（bFGF）と酸性線維芽細胞増殖因子（aFGF）の2つのタイプが存在することが判明した．神経系に対するbFGFの作用としては，大脳皮質ニューロンにおける神経保護作用および軸索伸展作用[4)]，ラット末梢神経損傷モデルでのシュワン細胞増殖作用[5)]などが報告されている．前述したように末梢神経再生過程においては血管内皮細胞，血管新生が重要な役割を果たすことが知られている[1)]が，褥瘡，皮膚潰瘍（熱傷潰瘍，下腿潰瘍）の治療剤として使用されているフィブラスト®スプレーの有効成分はbFGFであり，その血管新生作用は臨床での経験上からも疑いの余地のないところであろう．神経系への作用のみならず血管新生作用を有することでbFGFは末梢神経再生にかなり有効であることは容易に推察されるが，その生物学的半減期は極めて短く，生理学的活性維持のために徐放化製剤の開発が進められている．

3．エリスロポエチン（EPO）

腎性貧血や自己血貯血の際に使用されるエリスロポエチン（EPO）は赤血球の産生を促進する造血因子の1つである．2001年にEPOによる神経保護作用が報告[6)]され，その後も神経軸索伸展作用，ラット坐骨神経損傷モデルにおける再生効果や脱髄抑制など様々な報告が相次いでいる．特に中枢神経疾患領域においては，脳梗塞，アルツハイマー病などに対していくつかの臨床治験が行われていたが，生体内での適切な濃度維持の困難さ，生体内での急速な活性低下，重篤な合併症の出現などにより，良好な成績は報告されていない．また薬剤そのものの特許権失効などにより，神経疾患に対するEPOを用いた臨床治験は全体的に縮小傾向となっており，神経疾患に対するEPOの適応拡大も成功していない状況である．

4．タクロリムス（FK506）

免疫抑制剤や関節リウマチに対する治療薬として本邦でも広く使用されているタクロリムス（FK506）は，筑波山の土壌細菌から日本の製薬企業により分離された物質である．1994年にはじめてFK506によるPC12細胞および後根神経節

ニューロンにおける軸索伸展促進効果[7]が，翌年にはラット坐骨神経圧挫損傷モデルにおける有効性も報告[8]され，これまでに多数の動物実験モデルにおいて良好な成績が得られている．興味深いのはFK506による末梢神経再生促進効果を示す濃度が二峰性であることである．マウス坐骨神経圧挫損傷モデルを用いた実験において，0.2および5 mg/kg/dayでは効果が認められたものの，1および10 mg/kg/dayでは効果が認められなかった[9]．低濃度で末梢神経再生促進効果が認められたという知見は，FK506による免疫抑制作用を発揮させないという点で臨床上重要なものであったが，臨床試験においてFK506を全身投与した際には，臓器毒性や免疫抑制作用など重大な副作用が出現している．そのためFK506全身投与を行うのではなく，局所投与を行うことで合併症を軽減させるべく，ポリ乳酸やポリグリコール酸などの生分解性材料を用いたマイクロスフェアなどの局所徐放製剤の開発が進められており，今後のさらなる改良が待たれるところである．

5．メチルコバラミン（MeCbl）

メチルコバラミン（MeCbl）は活性型のビタミンB$_{12}$の1つであり，本邦においては末梢神経障害に対する薬剤として1979年の発売以来，長年にわたり使用され続けているが，細胞内シグナリングなどの詳細なメカニズムや作用機序は不明なままであった．筆者らは高濃度MeCblが神経細胞，シュワン細胞，筋芽細胞，マクロファージに対して効果的に作用することで末梢神経損傷後の再生に寄与することを解明してきた[10]〜[12]．神経細胞においては，大脳皮質ニューロン，小脳顆粒細胞，後根神経節ニューロンの軸索伸展を促進し，またアポトーシス抑制効果を有することも解明され，これらの効果がErkやAktシグナル活性に伴うものであることも明らかにされている[13]．シュワン細胞初代培養においては，MeCblが髄鞘関連蛋白質の発現を増加させ，また後根神経節細胞とシュワン細胞の共培養系においてもmyelin basic proteinの発現を増加させることを明らかにしてきた[11]．

また動物モデルにおけるMeCblの効果としては，ラット坐骨神経圧挫損傷モデル[14]，坐骨神経切断後再縫合モデル[10]，人工神経移植モデル[15]において，運動機能，感覚機能を有意に改善させ，また電気生理学的，組織学的にも有意な回復が認められることが解明された．さらにラット坐骨神経局所脱髄モデルにおいても，再髄鞘化の促進，電気生理学的改善が認められる[11]ことを見出してきた．

次世代型人工神経の開発へ

人工神経の歴史（図1）で解説した通り，人工神経は現在第三世代へと開発が進められている．各種幹細胞やiPS細胞などを人工神経に付加する研究が積極的に進められているが，素材そのものや立体構造の改良，あるいは薬剤・再生因子の付加による改良の方が，倫理的にもハードルは低く，臨床応用には近い場所にあると言えよう．もちろん倫理的な問題をクリアーし，各種細胞を人工神経に容易に付加することができるような環境が整えば，治療成績がより向上するであろうことは容易に推察できる．人工神経に薬剤・再生因子を付加することで，その治療成績が向上するということは動物実験レベルではいくつも報告されているが，臨床応用へと発展させるためには，生理学的条件下での薬剤・再生因子の半減期の問題，徐放期間の設定，局所濃度のコントロールの問題など，解決すべきハードルがいくつも存在する．ここでは，薬剤・再生因子の担体，ドラッグデリバリーシステムについて解説を行う．さらには，海外で臨床応用が進んでいる神経保護剤についても言及する．

1．フィブリン糊

血漿分画製剤であるフィブリン糊は，組織の接着・閉鎖目的に使用される製品であり，外科医にとってはおなじみの薬剤であろう．薬剤・再生因子をフィブリン糊に混ぜ込むことでその徐放化が期待でき，動物モデルにおいては良好な成績が報告されているが，1週間以内に50％以上が分解吸収されることがわかっているため，長期間にわた

表 1. 神経に対する各種医療機器(人工神経を除く)

	商品名	素材	分解期間	径	長さ(サイズ)	その他の特徴
神経保護剤	Axoguard® Nerve Protector	Porcine submucosa extracellular matrix	6 か月以上	2〜10 mm	2〜4 cm	セルフカーリングのため縫合不要
	NeuroMend®	Type Ⅰ bovine collagen	8 か月	4〜12 mm	2.5〜5.0 cm	1〜9 mm 径の神経に適応可能 セルフカーリングのため縫合不要
	NeuraWrap™	Type Ⅰ bovine collagen	36〜48 か月	3〜10 mm	2〜4 cm	チューブ状のため切開, 縫合が必要
癒着防止剤	Avive® Soft Tissue Membrane	Human umbilical cord amniotic membrane	16 週間以上	—	1×2 cm〜3×6 cm	非神経専用デバイス
	VIVOSORB®	ポリ乳酸-ポリカプロラクトン重合体	16 か月	—	2×3 cm〜12×17 cm	非神経専用デバイス 10 週までは強度維持
神経断端保護剤	Axoguard® Nerve Cap	Porcine submucosa extracellular matrix	6 か月以上	2〜4 mm	全長 15 mm+タブ 3 mm	遠位 10 mm の内腔は二分割 先端のタブを周囲組織に縫合可能
	NEUROCAP®	ポリ乳酸-ポリカプロラクトン重合体	16 か月	1.5〜8 mm	全長 15 mm+タブ	先端のタブを周囲組織に縫合可能

る徐放効果は期待できず, 短期間での徐放効果しか望めない. また特定生物由来製品であるため, 原材料由来のウイルス感染も完全には否定できない.

2. マイクロスフェア

マイクロスフェアとは, 生体適合性, 生分解性ポリマーなどを基剤として, 薬物を内包させたマイクロカプセルである. 基剤としては, ポリ乳酸, ポリグリコール酸, ポリカプロラクトンなどの生分解性ポリマーや, アルギン酸, キトサン, ゼラチンなどが使用されており, 基本的には加水分解による基剤の崩壊に伴って, 内包薬物が放出される機構を有しており, 長期間にわたる持続的な放出が可能となる. マイクロスフェアの代表的薬剤がリュープリン®であるが, これは世界で初めて商品化されたマイクロカプセル型徐放製剤である. 乳酸・グリコール酸共重合体を基剤として, 黄体形成ホルモン放出ホルモン誘導体であるリュープロレリン酢酸塩を内包させた製剤で, 約1 か月または 3 か月にわたり徐放できるものである. 基剤の種類や重合度などにより徐放期間をコントロールすることができるため, 人工神経に付加することで比較的長期間にわたって効果を発揮できるデバイスを作製することが可能となり, 臨床応用に向けて開発が進められている.

3. ナノファイバーシート

ナノファイバーシートとは電界紡糸(エレクトロスピニング)法により作製されたナノファイバーからなる不織布である. 電界紡糸法は, ノズルとコレクターの間に 10〜30 kV の高電圧を印加させることでナノファイバーを作製する方法である. 溶媒中に生分解性ポリマーや薬剤をあらかじめ混合し印加することで, これらの素材がコレクターに向けて噴射されるが, この時に溶媒は揮発し, 生分解性ポリマーと薬剤から構成されるナノファイバーがコレクターに集積される. 生分解性ポリマーが加水分解されることで, 内包薬物が放出されるという本メカニズムを利用し, 人工神経の素材を本法で作製したり, ナノファイバーシートを人工神経に付加したりすることで長期間にわたる薬剤・再生因子の徐放製剤の作製が可能となる.

4. 神経保護剤

人工神経は損傷部の欠損を架橋するデバイスであるのに対して, 神経保護剤は有連続性神経損傷時に使用するデバイスとなる. 本邦では未承認の医療機器となるが, 海外では表 1 に示すような神経保護剤がすでに臨床使用されている. 各種素材が使用されており分解期間も様々であるが, いずれも損傷神経の周囲に巻きつけることで, 周囲組織との癒着を予防し, 各種液性因子は透過させる

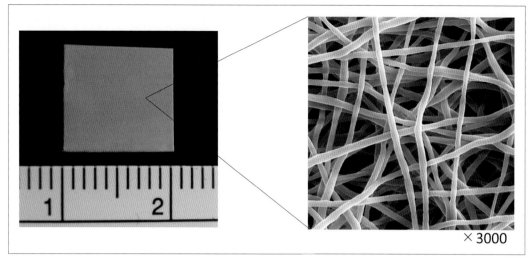

図 3. MeCbl 含有局所徐放ナノファイバーシート

といった特徴を有しており，今後市場拡大が見込まれる分野である．

　我々も上述の電界紡糸(エレクトロスピニング)法により作製された MeCbl 含有局所徐放ナノファイバーシートを開発してきた(図3)．本シートは，ポリカプロラクトンを基剤として MeCbl を含有させたナノファイバーシートにより作製された薄膜不織布であり，損傷神経周囲に留置したり巻き付けたりすることで，損傷神経と周囲組織との癒着を予防し，さらには MeCbl による神経再生効果も期待できるデュアルエフェクト機能を有するシートである．我々のこれまでの *in vitro* のデータによると，MeCbl の神経軸索伸展効果，アポトーシス抑制効果，シュワン細胞分化促進効果はいずれも MeCbl の高濃度投与が必要であることがわかっている．しかしながら，MeCbl は水溶性ビタミンであり，過剰な経口投与を行ったとしても，血中濃度上昇は大幅には得られないことが知られている．そこで本課題を克服すべく，局所高濃度投与を可能とするデバイスの開発に取り組んできた．本シートをラット坐骨神経圧挫損傷モデル[14]，坐骨神経切断後再縫合モデル[16]，人工神経移植モデル[15]の損傷部周囲に移植することで，血中の MeCbl 濃度を上昇させることなく，運動・感覚機能，電気生理学的，組織学的回復が得られることを見出した．本シートは神経損傷部周囲に留置するのみで顕微鏡下の縫合が不要なため手術時の操作性が容易であり，数か月間にわたり MeCbl を徐放し，最終的には生体内で吸収されるという特徴を有している．現在，本シートを用いた手根管症候群に対する治験を開始しており，今後種々の末梢神経障害に対する手術時の治療デバイスとなることを期待している．

　その他の末梢神経損傷に対するデバイスとしては，表1に示すような癒着防止剤，神経断端保護剤が海外で臨床応用されている．癒着防止剤は神経専用に使用されるものではないが，神経剝離術後に使用することで再癒着防止効果，炎症抑制効果が期待できる．神経断端保護剤は，断端神経腫に対して使用する医療機器であり，断端神経腫を切除した神経断端に本デバイスでキャップすることで，疼痛出現を抑制しようとするものである．

まとめ

　末梢神経損傷に対する治療は，人工神経の出現により大幅な進歩が認められるようになってきた．研究面においては，細胞移植や栄養因子の付加などに加えて，基礎的な分子メカニズムの解明も進んでいる．臨床面においては，海外では人工神経のみならず種々の医療機器の開発が進められており，今後日本でも承認される可能性があるので，ますます末梢神経損傷患者への福音が期待で

きる状況となってきた．末梢神経分野において基礎研究，臨床研究がさらに発展し，今後さらなる治療法の開発へとつながることを期待したい．

参考文献

1) Cattin, A. L., et al.：Macrophage-induced blood vessels guide Schwann cell-mediated regeneration of peripheral nerves. Cell. **162**(5)：1127-1139, 2015.

2) Boyd, J. G., Gordon, T.：A dose-dependent facilitation and inhibition of peripheral nerve regeneration by brain-derived neurotrophic factor. Eur J Neurosci. **15**(4)：613-626, 2002.

3) Blits, B., et al.：Rescue and sprouting of motoneurons following ventral root avulsion and reimplantation combined with intraspinal adeno-associated viral vector-mediated expression of glial cell line-derived neurotrophic factor or brain-derived neurotrophic factor. Exp Neurol. **189**(2)：303-316, 2004.

4) Morrison, R. S., et al.：Basic fibroblast growth factor supports the survival of cerebral cortical neurons in primary culture. Proc Natl Acad Sci U S A. **83**(19)：7537-7541, 1986.

5) Fukuda, T., et al.：A basic fibroblast growth factor slow-release system combined to a biodegradable nerve conduit improves endothelial cell and Schwann cell proliferation：A preliminary study in a rat model. Microsurgery. **38**(8)：899-906, 2018.

6) Digicaylioglu, M., Lipton, S. A.：Erythropoietin-mediated neuroprotection involves cross-talk between Jak2 and NF-kappaB signalling cascades. Nature. **412**(6847)：641-647, 2001.

7) Lyons, W. E., et al.：Immunosuppressant FK506 promotes neurite outgrowth in cultures of PC12 cells and sensory ganglia. Proc Natl Acad Sci U S A. **91**(8)：3191-3195, 1994.

8) Gold, B. G., et al.：The immunosuppressant FK506 increases the rate of axonal regeneration in rat sciatic nerve. J Neurosci. **15**(11)：7509-7516, 1995.

9) Udina, E., et al.：Bimodal dose-dependence of FK506 on the rate of axonal regeneration in mouse peripheral nerve. Muscle Nerve. **26**(3)：348-355, 2002.

10) Okada, K., et al.：Methylcobalamin increases Erk1/2 and Akt activities through the methylation cycle and promotes nerve regeneration in a rat sciatic nerve injury model. Exp Neurol. **222**(2)：191-203, 2010.

11) Nishimoto, S., et al.：Methylcobalamin promotes the differentiation of Schwann cells and remyelination in lysophosphatidylcholine-induced demyelination of the rat sciatic nerve. Front Cell Neurosci. **9**：298, 2015.

12) Okamoto, M., et al.：Methylcobalamin promotes proliferation and migration and inhibits apoptosis of C2C12 cells via the Erk1/2 signaling pathway. Biochem Biophys Res Commun. **443**(3)：871-875, 2014.

13) Okada, K., et al.：Akt/mammalian target of rapamycin signaling pathway regulates neurite outgrowth in cerebellar granule neurons stimulated by methylcobalamin. Neurosci Lett. **495**(3)：201-204, 2011.

14) Suzuki, K., et al.：Electrospun nanofiber sheets incorporating methylcobalamin promote nerve regeneration and functional recovery in a rat sciatic nerve crush injury model. Acta Biomater. **53**：250-259, 2017.

15) Sayanagi, J., et al.：Combination of electrospun nanofiber sheet incorporating methylcobalamin and PGA-collagen tube for treatment of a sciatic nerve defect in a rat model. J Bone Joint Surg Am. **102**(3)：245-253, 2020.

16) Miyamura, S., et al.：A nanofiber sheet incorporating vitamin B_{12} promotes nerve regeneration in a Rat neurorrhaphy model. Plast Reconstr Surg Glob Open. **7**(12)：e2538, 2019.

グラフィック リンパ浮腫診断
―医療・看護の現場で役立つケーススタディ―

好評

著者　前川二郎(横浜市立大学形成外科　主任教授)

リンパ浮腫治療の第一人者、前川二郎の長年の経験から、厳選された 41 症例の診断・治療の過程を SPECT-CT リンパシンチグラフィをはじめとする豊富な写真で辿りました。併せて患者さんの職業や既往など、診断や治療において気を付けなければならないポイントを掲載！
是非お手に取りください！

2019 年 4 月発売　オールカラー　B5 判　144 頁　定価 7,480 円(本体 6,800 円＋税)

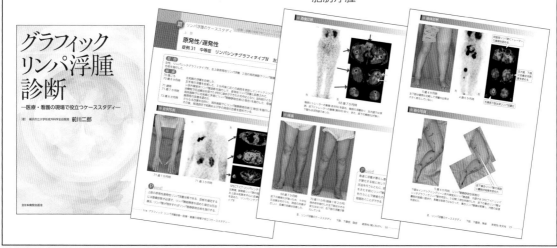

全日本病院出版会

〒113-0033 東京都文京区本郷 3-16-4　Tel:03-5689-5989
www.zenniti.com　Fax:03-5689-8030

PEPARS No.172：80-91, 2021

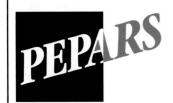

◆特集／神経再生医療の最先端

脂肪由来幹細胞移植による 神経再生誘導

松峯　元*

Key Words：顔面神経麻痺(facial paralysis)，神経再生(nerve regeneration)，脂肪由来幹細胞(adipose derived stem cells)，人工神経(artificial nerve conduit)，顔面交叉神経移植術(cross face nerve graft)，温度応答性培養皿(temperature responsive dish)，細胞シート(cell sheet)

Abstract 多分化能をもつ間葉系幹細胞群である脂肪由来幹細胞(ADSCs)は脂肪吸引の手技を用いて安全で容易に，そして繰り返し細胞を大量に採取することが可能であり，近年再生医療分野で脚光を浴びている細胞群である．我々の研究グループではこれまでにADSCsを顔面神経再生分野に応用する基礎研究を行ってきた．ADSCsを含有した生体分解性人工神経(ハイブリッド型人工神経)による顔面神経欠損の架橋実験，同ハイブリッド型人工神経を用いた顔面神経不全麻痺に対するinterpositional jump graft，ADSCsと温度応答性培養皿より作成した細胞シートを併用した顔面神経完全麻痺に対する顔面交叉神経移植術の3つは過去に考案した代表的なの顔面神経再生手技である．本稿ではこの3つの細胞移植法に関して文献的考察を加えてに解説する．

はじめに

　脂肪組織由来幹細胞(adipose-derived stem cells：ADSCs)は脂肪吸引の手技を用いて安全で容易に，そして繰り返し細胞を大量に採取することが可能であり，近年再生医療分野で脚光を浴びている細胞群である．最初にZukらが脂肪には様々な間質細胞(周皮細胞，血管内皮・前駆細胞，単球・マクロファージ，脂肪前駆細胞)と脂肪幹細胞が存在すると報告したことで，脂肪組織が新たな幹細胞の起源として認識されることとなった[1]．ADSCsの作成方法は，まず皮下脂肪組織を酵素処理，濾過，遠心することで脂肪以外のヘテロジーニアスな細胞群であるstromal-vascular-fraction(SVF)を分離し，このSVFを付着継代培養したものがADSCsとなる．ADSCsは自己複製能と脂肪細胞，軟骨細胞，骨芽細胞，筋細胞など

への間葉系多分化能を有しているが(図1)，加えて分化誘導培地でシュワン細胞様細胞に分化が可能であり，さらには神経幹細胞に変化してニューロン神経突起とともにミエリン構造を作ることができると報告されている[2]．このSVFやADSCsは2002年ごろより臨床応用が試みられてきている．クローン病による直腸腟瘻孔に対して外科的瘻孔閉鎖術を行うと同時に瘻孔再発防止を目的に直腸粘膜にADSCsを投与した報告，豊胸術や乳房再建に対してSVFを加えた脂肪組織を移植した報告，多発性硬化症，パーキンソン病，筋萎縮性側索硬化症，脊髄損傷の患者のクモ膜下腔内に投与した報告，変性椎間板病の患者に円板内注射で投与した報告，骨関節炎または軟部組織損傷の患者に関節内注射で投与した報告など数多く報告されている[3]．しかしながら，このADSCs，SVFを末梢神経再生，顔面神経再生の分野で応用した報告は限られており，その可能性はいまだ未知数である．本稿では我々が過去に行った，ADSCsを用いたラット顔面神経再生手技に関して解説し，その将来展望を述べる．

* Hajime MATSUMINE，〒276-8524　八千代市大和田新田 477-96　東京女子医科大学八千代医療センター形成外科，准教授

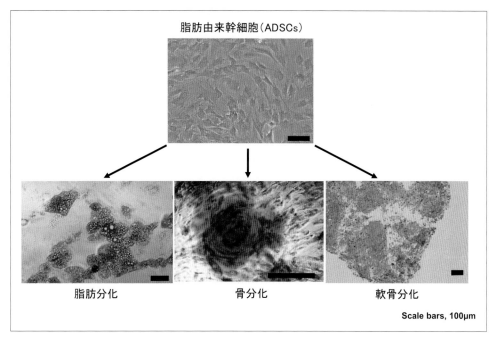

脂肪由来幹細胞（ADSCs）

脂肪分化　　　　　　骨分化　　　　　　軟骨分化

Scale bars, 100μm

図 1. 脂肪由来幹細胞（ADSCs）の多分化能
（文献 3 より引用）

ADSCs，SVF を組み込んだ
ハイブリッド型人工神経

　頸部悪性腫瘍切除や外傷性による顔面神経欠損に対しては，従来から腓腹神経をドナーとした自家神経移植術が行われてきた．しかしながら神経採取部の感覚消失，術後瘢痕，神経腫形成などの不可避な合併症は依然として存在し，さらに採取できる神経の長さには限界がある．この欠点を補うため，昨今では生体内分解性の素材で作られた人工神経誘導管が多くの研究者により報告されその機能が比較検討されているが，その性能はいまだ従来から行われてきた自家神経移植の50〜60％にしか達していないのが現状である[4]．そこでこれらの人工神経誘導管の神経再生機能を向上させるため，近年では様々な細胞ソースを内腔に封入し，移植する試みがなされている．

　ADSCs を用いた顔面神経再生研究としては，渡辺らがラットの顔面神経欠損に対して ADSCs を封入したシリコンチューブを架橋し，自家神経移植に近い顔面神経再生効果を認めたことを世界で初めて報告した[2]．また Liu らは，ADSCs を封入した生体分解性の人工神経誘導管がラットの坐骨神経欠損を修復し，自家組織移植と比べて同程度の組織学的な神経回復を認め，さらに複合誘発筋電図（CAMP）の測定により自家神経移植を上回る運動機能の回復を認めたと述べている[5]．この神経再生促進効果に関しては ADSCs が分泌する VEGF，bFGF，HGF といった成長因子が血管新生を促進することで直接的に神経再生を促すだけでなく，新生血管の内皮細胞から分泌される BDNF，NGF，GDNF，NT-1 といった neurotrophic factor が間接的にも神経再生に寄与し，さらにこのパラクライン作用は ADSCs の細胞数，濃度，および生着率に依存することも解明されている．この ADSCs 使用の際の利点としては，継代培養により細胞数を増幅できること，すなわち採取する脂肪の組織量が少量で済むことが挙げられ，更に培養した状態で凍結保存できるため異時的に複数回使用できるという点が挙げられる．

　しかし，短所として ADSCs は移植に必要な細胞数を得るために，2〜3 週間の培養期間を要するため，外傷による顔面神経欠損を架橋するような急性期の臨床治療には使えず，また培養設備も必

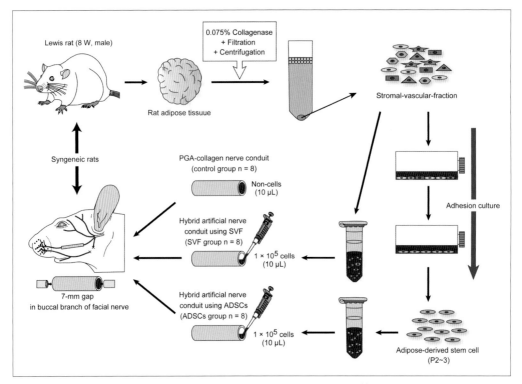

図 2. ADSCs，SVF を用いたハイブリッド型人工神経による
ラット顔面神経再生実験のシェーマ
PGA-collagen nerve conduit（control group）：人工神経単独群
SVF group：SVF 含有ハイブリッド型人工神経群
ADSCs group：ADSCs 含有ハイブリッド型人工神経群
（文献 3 より引用）

要となる．我々はこの欠点を補うために継代培養
を行う前段階の細胞群である SVF に着目し，SVF
をシリコンチューブに封入してラット顔面神経欠
損部位に架橋することで神経再生が促進されるこ
とを過去に報告した[6]．そして 2018 年に我々の研
究グループは ADSCs と uncultured-SVF とを同
一条件でラット顔面神経欠損の架橋に用いてその
神経再生能力を比較検討した（図 2）[3]．同報告で
は，2013 年より本邦で臨床使用されているポリグ
リコール酸―コラーゲンチューブ（ナーブリッ
ジ®）（図 3-a）に皮下脂肪組織から作成した ADSCs
（ADSCs 群）もしくは uncultured-SVF（SVF 群）
を注入したハイブリッド型人工神経を作成し，人
工神経単体（単体群）を含めた 3 者をそれぞれラッ
ト顔面神経欠損に架橋し（図 3-b～d），その神経
再生について組織学的，生理学的比較検討する前
臨床研究を行った．結果，CMAP による電気生理

学的な評価で単体群に比べて SVF 群で振幅が有
意に高値であった．CMAP の振幅は神経支配され
た筋線維数を反映するため，SVF により表情筋の
再神経支配が促進されたと考えられる．また，潜
時が単体群に比べて ADSCs 群，SVF 群でともに
有意に低値であり再生した神経の伝導速度が速く
なったと考えられ，ADSCs，SVF により再生神経
のミエリン化を促進することが示唆された（図
4）．また，電子顕微鏡による組織学的な評価におい
ても，ADSCs と SVF のハイブリッド型人工神経
は単体群と比較して優れた神経再生能力が示され
た．g ratio が高いほどミエリンの菲薄化を示し，
g ratio は軸索のミエリン化を評価するのに非常
に信頼できる比率であることは広く知れた見解で
あるが，ADSCs 群のミエリン厚は他の群に比べて
最も高値であり，g ratio は最も低値を示した．一
方で，神経線維径と軸索径においては，SVF 群が

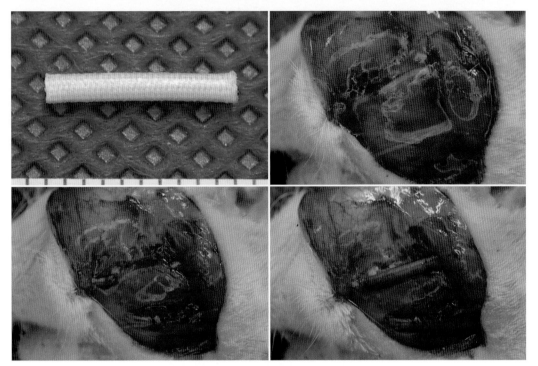

a | b
c | d

図 3. ADSCs, SVF を用いたハイブリッド型人工神経による
　　　ラット顔面神経再生実験の術中所見
a：ポリグリコール酸—コラーゲンチューブ（ナーブリッジ®）
b：ラット顔面神経頬筋枝, 下顎縁枝を露出
c：頬筋枝に 7 mm 欠損を作製し, 下顎縁枝を結紮切離
d：ハイブリッド型人工神経で架橋

（文献 3 より引用）

図 4.
複合誘発筋電図による 3
群間の生理学的機能評価
（文献 3 より引用）

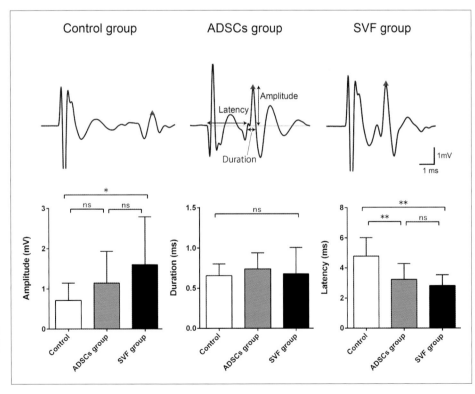

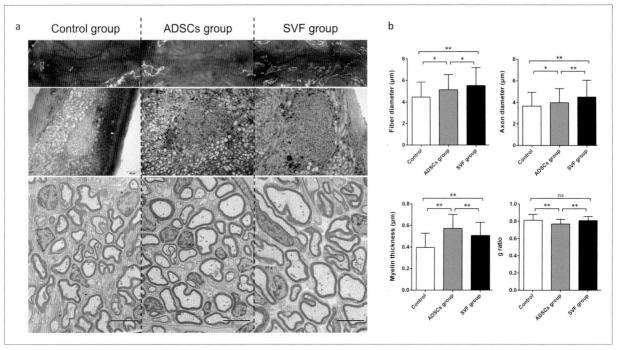

図 5. 3群の組織学的評価
　a：組織学的所見（上段：実体顕微鏡所見，中段：トルイジンブルー染色所見，
　　下段：電子顕微鏡所見）
　b：3群間の組織学的比較検討

（文献 3 より引用）

他の群に比べて最も高値を示した（図 5-a, b）．このように，ADSCs と SVF はともに同レベルでの神経再生促進効果を有するが，その機序は大きく異なる可能性がある．この ADSCs と SVF を末梢神経損傷症例へ臨床応用する観点から比較すると，SVF は脂肪を酵素処理するだけ使用可能であり，特別な設備を要さず培養の時間もかからないため，ADSCs に比べて臨床での使用に際してそのハードルが低く，神経損傷に対するハイブリッド型人工神経のマテリアルとして応用しやすいと考えられる．今後は移植後の人工神経管内での SVFの局在や生存率，細胞分化や大動物での神経再生の限界距離などを追加検討する必要がある．

脂肪由来幹細胞ハイブリッド型人工神経による interpositional jump graft（IPJG）

Bell 麻痺，Ramsay-Hunt 症候群に代表される顔面神経不全麻痺は突然健常人に発症し，急性期に保存的治療にて寛解の得られない症例は重篤な後遺障害を残し罹患者の豊かな社会活動，QOL を著しく損なう．このような治療困難な顔面神経不全麻痺に対する「端側神経縫合法」を用いた外科的治療は 19 世紀末頃より盛んに報告されてきた．1901 年，Kennedy は切断された顔面神経の遠位断端を舌下神経に端側神経縫合する顔面神経麻痺手術を報告し[7]，1903 年に Korte らは舌下神経を切断し，顔面神経に端側縫合する hypoglossal-facial nerve anastomosis を報告した[8]．1991 年，それらの術式を応用し May らは自家神経を舌下神経，顔面神経間に神経端側縫合を用いて移植する IPJG を世界で初めて報告した[9]．IPJG は中枢からの運動神経信号が減弱している顔面神経へ正常な舌下神経から自家神経を介して軸索付加を目的として行う神経移植術である．現在はその変法なども含め，自家神経移植を用いた IPJG の臨床成績は良好な報告が散見される．しかしながら大耳介神経，腓腹神経などの自家神経の採取が必要であり，ドナー部には神経障害，術後瘢痕等の不

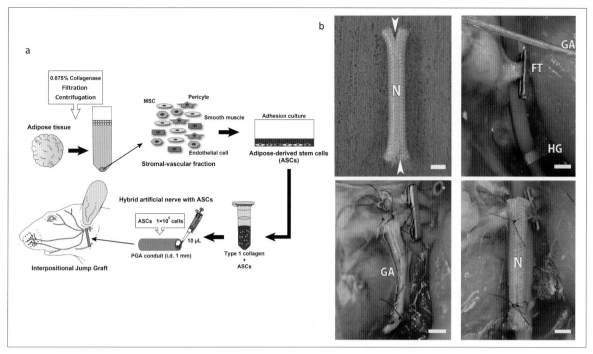

図 6. ADSCs を用いたハイブリッド型人工神経による interpositional jump graft
a：実験シェーマ
b：術中所見(FT：顔面神経本幹，HG：舌下神経，GA：大耳介神経，N：ハイブリッド型
人工神経)

（文献 11 より引用）

可避な犠牲が生じることとなる．そこで我々は過去にシリコンチューブを用いた神経端側縫合手技を確立し，顔面神経不全麻痺に対する人工神経によるIPJGが可能であることを世界で初めて証明した[10]．しかしながら同法での顔面神経不全麻痺の回復程度は自家神経を用いたIPJGには遠く及ばなかった．そこで2018年に我々は，より自家神経移植に近いIPJGを実現させるために，ラット顔面神経不全麻痺に対してADSCsを含有させたハイブリッド型人工神経を用いたIPJGを行い，自家神経移植群，人工神経単独移植群と組織学的・生理学的評価を行い比較検討した(図6-a, b)[11]．結果，組織学的所見では，人工神経単独群と比較してADSCs群は再生された有髄神経数では自家神経移植群には及ばないものの，再生された軸索径に有意差なく，ミエリン厚は人工神経単独移植群と比較し有意に高値であった(図7)．生理学的評価においてもCAMPの振幅ではADSCs群は人工神経単独群より有意に高く，自家神経移植群と有意差を認めなかった(図8)．以上より，神経端側縫合においてもADSCsは顔面神経再生を促進し，厚いミエリン鞘の形成に関与することが証明された．本研究におけるADSCsの神経再生を促す機序としては，① 人工神経内に移植されたADSCsによる neurotrophic factor の放出，② 移植床神経である顔面神経と舌下神経から epineural window を介して放出されたNGF，BDNF，neurotrophin 3等の作用によるADSCsのシュワン細胞様細胞への形質転換，の2つのパラクライン効果により神経再生が促されたのではないかと推察できる．今回我々の研究ではラット顔面神経不全麻痺モデルに対し7 mmのIPJGを行い，ADSCs含有ハイブリッド型人工神経群において非常に良好な結果を得ることができたが，実際の臨床ではIPJGの際には50〜70 mmの神経架橋が求められる．今後は再生限界距離の検証のためにより大きな実験動物を用いたIPJGモデルの作成が必要と考えられる．

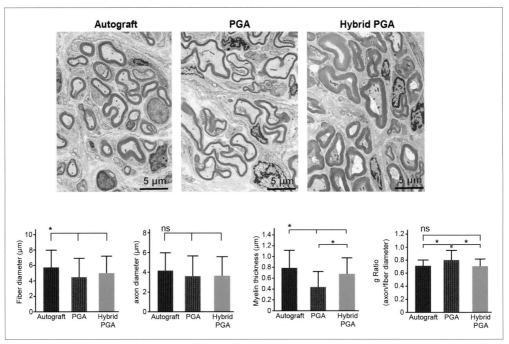

図 7. 3群間の電子顕微鏡所見と組織学的評価
Autograft：自家神経移植群
PGA：人工神経単独移植群
Hybrid PGA：ADSCs 含有ハイブリッド型人工神経
（文献 11 より引用）

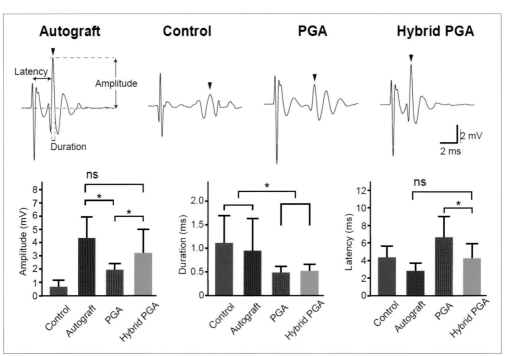

図 8. 複合誘発筋電図による生理学的機能評価
Control：非治療群
（文献 11 より引用）

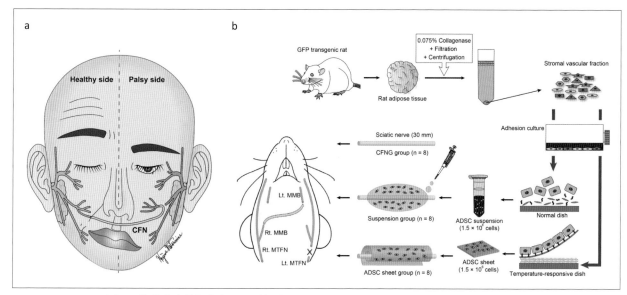

図 9. 脂肪由来幹細胞（ADSCs）細胞シートを用いた顔面交叉神経移植術（CFNG）実験
　　　a：臨床における CFNG のシェーマ
　　　b：本実験シェーマ
　　　　　CFNG group：自家神経移植単体群
　　　　　Suspension group：ADSCs 細胞混濁液散布群
　　　　　ADSCs sheet group：ADSCs 細胞シート移植群

（文献 13 より引用）

脂肪由来幹細胞シートを併用した顔面交叉神経移植術（cross face nerve graft；CFNG）

　陳旧性顔面神経完全麻痺症例に対して健側顔面神経と麻痺側顔面神経分枝の間に自家神経移植を行い，健側顔面神経からの神経伝達により麻痺側表情筋を神経再支配して動きを回復させる CFNG は顔面神経麻痺に対する動的再建法として既に確立された術式である（図 9-a）．しかしながら同術式は患側顔面神経再支配までに 6 か月以上を要するため，軸索伸長速度が遅く脱神経時間が長期間となるような症例では表情筋の萎縮により満足な結果が得られないことがしばしばある．また組織学的評価では健側顔面神経から自家神経移植片を経て麻痺側表情筋へ到達できるドナーの再生軸索はわずかに 10〜50％，再生軸索数にして 100〜200 程度であり表情筋の正常な筋収縮を得るには不十分である．上記の理由により CFNG の術後アウトカムは未だ不確実なままである．Abbas らは前述した CFNG の不安定な治療効果を改善する目的

で，ADSCs の神経再生促進効果に着目し，ラット顔面神経麻痺モデルに CFNG を施行する際に神経縫合部に ADSCs 細胞混濁液を加えると神経縫合部のから移植片に入る神経軸索の数が増加し，さらに神経筋接合部で多孔状のアセチルコリントランスポーター分子が焦点性の発現を示し CFNG の術後経過が改善することを報告した[12)]．我々はこの結果を踏まえて，ADSCs と CFNG のコンビネーション移植での神経再生をさらに効果的に促進する方法を模索し，温度応答性培養皿で作製した ADSCs 細胞シートを自家神経移植片にラップして移植することにより，移植神経片への ADSCs の定着率向上と，より効果的な neurotrophic factor の直接作用により神経再生を促進するのではないかという仮説を立てた．この温度応答性培養皿を用いた細胞シートは細胞結合，分子間の接着および細胞外マトリックスを維持することにより高濃度での細胞移植が可能であり，かつ移植組織への高い生着率を示すことが報告されている．温度応答性培養皿を用いた細胞シートは

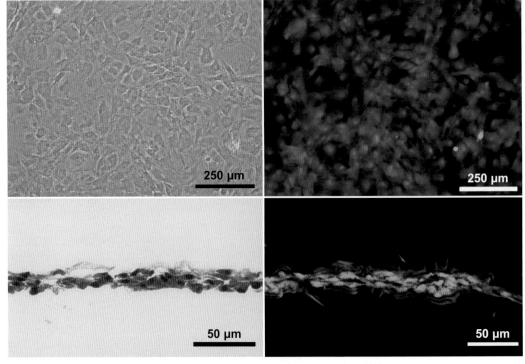

図 10. GFP 陽性 ADSCs 細胞シートの病理所見

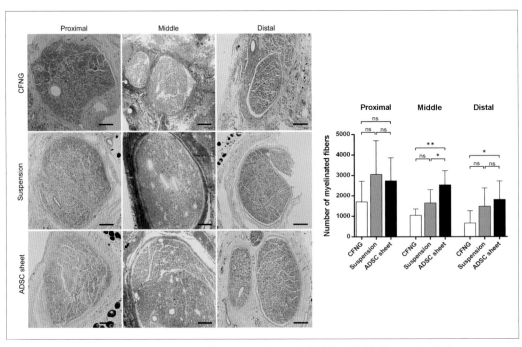

図 11. トルイジンブルー染色による 3 群間の組織学的比較（文献 13 より引用）

消化管粘膜シート，胸膜シート，角膜シートなど様々な治療にすでに臨床応用されており，さらに温度応答性培養皿を用いた ADSCs 細胞シートに関しては心筋梗塞やカテーテル後の血管再狭窄予防効果，DM 性潰瘍に対する創傷治癒促進効果など

への応用が既に報告され，その治療効果が実証されている．

2020 年に我々が報告した実験では，ラット顔面神経麻痺モデルを用いて温度応答性培養皿にて作製した ADSCs 細胞シートでラップした自家神経

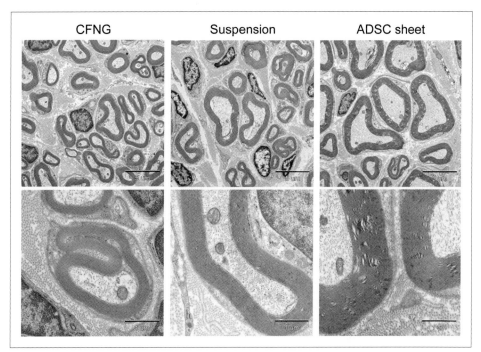

図 12.
3群の電子顕微鏡所見
（文献13より引用）

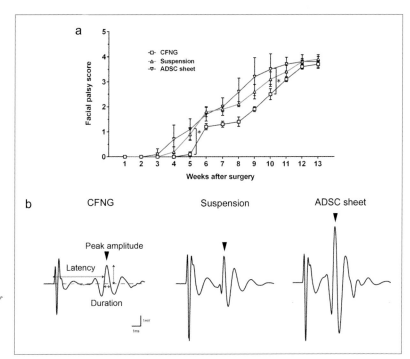

図 13.
3群の生理学的機能評価
a：顔面神経スコアリング
b：複合誘発筋電図
（文献13より引用）

移植による新しいCFNGの手術手技を確立し，その治療効果を通常のCFNG群とADSCs細胞混濁液を移植神経片周囲に散布したCFNG群と組織学的，生理学的に比較検討を行い同法の有用性を検証した（図9-b，図10）[13]．そして術後13週での再生軸索数は細胞シート群ではCFNG単独治療群の約3倍であり（図11），またミエリン厚は細胞シート群では他の2群に比べて有意に高値であった（図12）．生理学的機能的評価においては，術後1週毎に記録した顔面神経スコアリングで細胞シート群は他の2群に比較し有意に早期からの表情筋の神経再支配を認め（図13-a），さらに術後13週でのCMAPおよびヒゲの動きでは他の2群に比較し有意に優れた機能回復を認め（図13-b），

ADSCs 細胞シートを組み合わせた CFNG は自家神経移植内の軸索伸長を促進し，神経再支配までの期間を短縮することを証明した.

　同実験ではラットを用いた CFNG モデルであるため移植神経が 3 cm と短く，短期的な治療効果の上昇を証明するに限られたが，実際の臨床におけるヒトの CFNG では 10 cm 以上の自家組神経移植による長期的な軸索伸長を要するため，ADSCs 細胞シートによる軸索伸長促進効果，および神経再支配までの期間短縮効果はより明白になる可能性がある.

その他の幹細胞移植の応用

　前述の ADSCs の他にも過去に様々な幹細胞移植による末梢神経再生効果の検討が報告されている. 歯髄細胞は 2000 年に多分化能を有した幹細胞が存在することが報告されて以来，臨床応用に現実的でかつ低侵襲に採取可能な細胞ソースとして注目されており，国内外で骨や歯などの再生研究がなされている. 我々の研究グループではラット歯髄内に無血清培地に bFGF と EGF を加えた浮遊培養下で neurosphere を形成し，神経幹細胞のマーカーである nestin と CD81 に double positve を示す神経前駆細胞が含まれていることを明らかにし，さらに神経誘導管内に歯髄細胞を加えたハイブリッド型人工神経を作成してラット顔面神経欠損部への架橋する実験にて神経再生促進効果を証明した[14]. その他，Uemura らは人工多能性幹細胞(iPS 細胞)に着目し，マウス iPS 細胞から分化誘導した神経前駆細胞を生体分解性の神経誘導管を足場として 3 次元培養することによりハイブリッド型人工神経を開発，同素材にマウス末梢神経再生効果があることを報告している[15]. 一方で骨より採取可能な骨髄由来幹細胞(BMSC)を神経誘導管内に加えたハイブリッド型人工神経による顔面神経再生促進の報告も過去に散見されるが[16]，ADSCs が BMSC と比較して幹細胞含有率が 100～1,000 倍である点，また ADSCs の方が BMSC よりも細胞増殖速度に優れている点，骨髄

採取に要する身体への侵襲，3 点を考慮すると ADSCs よりも優先して神経再生医療へ応用する候補にはなり難いと我々は考える.

おわりに

　ADSCs を用いたラット顔面神経再生研究に関して文献的考察を加えて述べた. ADSCs を含有したハイブリッド型人工神経による神経欠損の架橋，同ハイブリッド型人工神経を用いた IPJG，ADSCs 細胞シートを併用した CFNG の 3 つの革新的な神経再生法は，実臨床において顔面神経患者に光明をもたらす可能性がある.

参考文献

1) Zuk, P. A., et al.：Multilineage cells from human adipose tissue：implications for cell-based therapies. Tissue Eng. **7**(2)：211-228, 2001.
　Summary　脂肪組織内の幹細胞の存在を報告した.
2) Watanabe, Y., et al.：Undifferentiated and differentiated adipose-derived stem cells improve nerve regeneration in a rat model of facial nerve defect. J Tissue Eng Regen Med. **11**(2)：362-374, 2017.
　Summary　ADSCs ハイブリッド型人工神経による顔面神経再生促進効果を報告した.
3) Shimizu, M., et al.：Adipose-derived stem cells and the stromal vascular fraction in polyglycolic-acid(PGA)-collagen nerve conduits promote rat facial nerve regeneration. Wound Repair Regen. **26**(6)：446-455, 2018.
　Summary　ADSCs もしくは SVF を含んだハイブリッド型人工神経を作成し顔面神経再生能力を比較検討した.
4) Matsumine, H., et al.：A polylactic acid non-woven nerve conduit for facial nerve regeneration in rats. J Tissue Eng Regen Med. **8**(6)：454-462, 2014.
　Summary　PLA 不織布性人工神経を用いたラット顔面神経再生効果を検討した.
5) Liu, B. S., et al.：Regenerative effect of adipose tissue-derived stem cells transplantation using nerve conduit therapy on sciatic nerve injury in rats. J Tissue Eng Regen Med. **8**(5)：337-350,

2014.

Summary ADSCs を封入した生体分解性の人工神経誘導管のラットの坐骨神経再生能力を検討した.

6) Matsumine, H., et al.：Facial-nerve regeneration ability of a hybrid artificial nerve conduit containing uncultured adipose-derived stromal vascular fraction：an experimental study. Microsurgery. 37(7)：808-818, 2017.

Summary SVF を含んだハイブリッド型人工神経を作成し顔面神経再生能を検討した.

7) Kennedy, R.：On the restoration of coordinated movement after nerve crossing with interchange of function of the cerebral cortical centers. Phil Trans R Soc Lond. 194B：127, 1901.

Summary 顔面神経の遠位断端を舌下神経に端側神経縫合する顔面神経麻痺手術を報告した.

8) Korte, W.：Ein Fall von Nervenpropfung；Des Nervus facialis auf den Nerves hypoglossus. Dtsch Med Wochenschr. 29：293-395, 1903.

Summary 舌下神経を切断し, 顔面神経に端側縫合する hypoglossal-facial nerve anastomosis を報告した.

9) May, M., et al.：Hypoglossal-facial nerve interpositional-jump graft for facial reanimation without tongue atrophy. Otolaryngol Head Neck Surg. 104：818-825, 1991.

Summary 舌下神経, 顔面神経間に神経端側縫合を用いて自家神経移植する IPJG を報告した.

10) Niimi, Y., et al.：Effectively axonal-supercharged interpositional jump-graft with an artificial nerve conduit for rat facial nerve paralysis. Plast Reconstr Surg Glob Open. 3：e416, 2015.

Summary 顔面神経不全麻痺に対する人工神経による IPJG が可能であることを報告した.

11) Kamei, W., et al.：Axonal supercharged interpositional jump-graft with a hybrid artificial nerve conduit containing adipose-derived stem cells in facial nerve paresis rat model. Microsurgery. 38(8)：889-898, 2018.

Summary ADSCs ハイブリッド型人工神経による IPJG を報告した.

12) Abbas, O. L., et al.：Adipose-derived stem cells enhance axonal regeneration through cross-facial nerve grafting in a rat model of facial paralysis. Plast Reconstr Surg. 138(2)：387-396, 2016.

Summary CFNG を施行する際に神経縫合部に ADSCs 細胞混濁液を加える方法を考案した.

13) Fujii, K., et al.：Accelerated outgrowth in cross-facial nerve grafts wrapped with adipose-derived stem-cell(ADSC) sheets. J Tissue Eng Regen Med. 14(8)：1087-1099, 2020.

Summary ADSCs 細胞シートでラップした自家神経移植による新しい CFNG の手術手技を開発した.

14) Sasaki, R., et al.：Electrophysiological and functional evaluations of regenerated facial-nerve defect with a tube containing dental pulp cells in rats. Plast Reconstr Surg. 134(5)：970-978, 2014.

Summary 歯髄細胞を含んだハイブリッド型人工神経を作成し顔面神経再生能を検討した.

15) Uemura, T., et al.：A tissue-engineered bioabsorbable nerve conduit created by three-dimensional culture of induced pluripotent stem cell-derived neurospheres. Biomed Mater Eng. 21：333-339, 2011.

Summary マウス iPS 細胞から分化誘導した神経前駆細胞を用いたハイブリッド型人工神経を開発した.

16) Salomone, R., et al.：Bone marrow stem cells in facial nerve regeneration from isolated stumps. Muscle Nerve. 48(3)：423-429, 2013.

Summary BMSC を含んだハイブリッド型人工神経を作成し顔面神経再生能を検討した.

PEPARS No.172:92-99, 2021

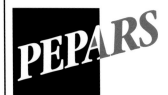

◆特集／神経再生医療の最先端

神経再生医療の現在と展望

素輪　善弘*

Key Words：末梢神経損傷(peripheral nerve injury)，神経再生(nerve regeneration)，シュワン細胞(Schwann cell)，マクロファージ(macrophage)，血管新生(angiogenesis)，miRNA，エクソソーム(exosomes)

Abstract　　末梢神経障害の治療成績を向上させるための研究は国内外で確実に進んでいる．実臨床では人工神経による再建が保険収載され，治療選択に広がりをみせている．しかし，その実績が蓄積されるとともに，大きな神経欠損に対しては治療効果に限界があることがわかり，過誤支配などの諸問題も十分解決されているとは言えない．一方，近年では神経再生メカニズムにおいて血管内皮細胞を中心とした血管新生作用が重要なトリガーとなり，マクロファージやシュワン細胞が一定の時間軸を持って協調的に作用することも明らかになってきた．そして，これらの理解とともに組織移植，細胞療法，サイトカイン，遺伝子操作など治療への応用戦略コンセプトはさらに拡大をみせている．また，超音波照射や知覚・筋再教育といった物理療法の有用性も報告されており，これらを組み合わせて行う新たな治療法も期待される分野である．本稿では，現在の手術手技や単純な人工神経使用のみでは到達できない治療領域へ到達する可能性のある末梢神経再生治療研究の最前線について概説する．

はじめに

　末梢神経障害はその損傷範囲が大きくなるに従い患者の QOL は大幅に低下し，その社会的損失は計り知れない．恒久的に高い医療コストを伴い，医療経済的損失も小さくない．よって，この分野の治療成績を向上させていくことは重要な医療課題の１つである．末梢神経障害はその範囲が大きく広がると再生治癒能力に限界があることは周知のことであり，これまで改良されてきた手術手技や単純な人工神経管の使用のみでは到達できない治療領域が存在することも確かである．神経細胞が損傷から回復し軸索再生に至る過程は，神経細胞内で損傷情報を逆行性に伝える仕組みや，各種転写因子を活性化し再生への応答をトリガーする自律的なメカニズムが必須である．一方，末梢神経再生では神経細胞だけでは制御できない非自律的応答として，シュワン細胞，マクロファージ，血管内皮細胞の協調作用が必要となる．上述の自律性と損傷部周辺環境とのインターラクションによる非自律性が統合的に機能することによって適切な神経再生が起こると考えられる．新しい治療イノベーションを創出するためには，これらを組み合わせたマルチ・コンビナトリアルアプローチが鍵であると言える．近年の人工神経使用法の工夫や，シュワン細胞や幹細胞移植をはじめとした細胞治療の発達は目を見張るものがある．これらについては他稿に譲ることとし，本稿では現在までに報告されている新しい知見を交えながら神経障害に対して今後期待できる治療戦略について解説したい．

* Yoshihiro SOWA，〒602-8566　京都市上京区河原町通広小路上ル梶井町465　京都府立医科大学形成外科，講師

92

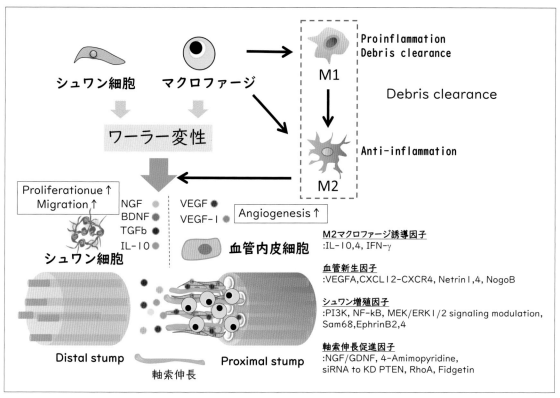

図 1. 末梢神経再生システムを示す簡易図
神経修復における非自律的応答として，シュワン細胞，マクロファージ，血管内皮細胞
などの協調的作用が必要不可欠である.

神経再生機序理解の現在地

身体に神経損傷を伴った場合，損傷部より遠位の神経断端の膜構造やその周囲に増生したシュワン細胞列（Bungner band）を再生足場として軸索の発芽・伸長が進み，やがて標的組織へ再結合し，再ミエリン化により成熟が起こる．その際，シュワン細胞は様々な神経栄養因子を産生，放出しながら神経細胞体の細胞死の抑制，再生軸索の発芽・伸長を促し，また，再生軸索の伸長をサポートするラミニンやフィブロネクチンなどの接着因子を足場構造として提供する[1]．特に重度で長距離の神経損傷の場合は，炎症に伴う局所的な低酸素および二次的な組織壊死が，神経修復および再生にとって大きな障害となる．そこでマクロファージが炎症の制御や損傷遠位の変性神経，髄鞘の貪食作用などの重要な役割を果たす．そして，壊死組織片を食作用によって除去することで

良好な微小環境を整え，血管新生を促進し，グリア細胞（シュワン細胞）の増殖および遊走を促進させる[2]．神経再生に必要な一連の遺伝子発現のトリガーは神経栄養因子の軸索輸送の途絶信号や局所の炎症作用と考えられてきたが，これらの再生イベントに先行して，損傷部の低酸素による血管新生が引き金となり，策状に伸びた血管内皮細胞に沿うようにシュワン細胞が遊走されるというメカニズムも示された[3]．このように末梢神経組織はこれまで考えられていたよりさらに複雑な再生システムを有していることが窺える（図1）．そしてマクロファージや血管内皮細胞の重要性が再確認されるとともに，それらを応用した研究も増加している.

生物学的アプローチによる神経再生

1．マクロファージ

マクロファージは自然免疫システムの重要なエ

フェクターであり，組織障害部位に炎症をもたらす主要なメディエーターでもある．神経損傷部位にマクロファージを正しくリクルートしていくことは，組織修復が適切に行われる過程において重要な意味を持つ．マクロファージは損傷を受けた神経の修復に有益な役割を果たすだけでなく，末梢神経損傷部位にシュワン細胞を誘導することで再生修復イベントのカスケードを開始させる働きをもつ．具体的にはワーラー変性を促し，虚血を検出し，血管内皮細胞増殖因子(VEGF)，特にVEGF-Aを放出して血管新生を促進する．さらにIL-10，TGF-β，NGF，BDNFなどを分泌してシュワン細胞の遊走と増殖を促進し，時にスカベンジャーとして働き，さらにM1とM2マクロファージの作用バランスを調整する．組織修復の際，M1マクロファージは強力な貪食作用を有し，炎症促進性サイトカインを分泌し，それによって炎症反応と組織壊死を促進する．対照的に，M2マクロファージは炎症反応を抑制し，組織修復に適した微小環境を促進する．組織修復を効果的に進めるには，このM1とM2の活動をうまく協調させる必要があり，これに着目した再生促進法が検討されている[4]．1つは，サイトカインによるマクロファージの走化性および分極性を操作する方法であり，例えば神経組織工学的にIL-10，IL-4，IFN-γなどのサイトカインを吸着させた神経架橋を利用し，M2マクロファージの比率を調整する方法である[5]．またM1マクロファージを神経導管内に直接注入する方法も検討されている[2]．しかし，マクロファージに特有の治療標的物や分極化プロセスを支配する基礎的メカニズムはまだ十分に理解されているとは言い難い．以上のようなマクロファージを正しい時間軸で操作していく治療法を確立していくためには，この点についてさらに詳細な研究が必要である．

2．VEGFと血管新生作用

神経組織は，体内のあらゆる器官に到達する複雑な分岐を繰り返し，それ自体も含めた各器官の組織代謝機能を有する血管系とともに精細なネットワーク機構を構成している．前述のように神経損傷部位では，まずVEGFなどの血管新生因子により，損傷した神経の修復に先行して血管新生が行われる[3]．そして再生軸索を捕捉する間隙を連絡するための"tracks"として血管を使用する．VEGFは神経節からの軸索伸長を促進しながら，シュワン細胞および血管の伸長を刺激する強力な多機能サイトカインであり，末梢神経に対する利用に関して多くの研究の焦点となっている．例えばBinらは徐放性VEGF無細胞神経足場は神経再生促進作用としての治療効果が期待できることを報告している[6]．

血管柄付き神経移植は，すでにそれ自身が血行を有し，瘢痕化床に最適な栄養環境を提供し，線維芽細胞の浸潤を減少させることにより，神経再生促進に有利に働くと推測されている．例えばZhuらは，ウサギの顔面神経欠損部へ血行を付加させた神経移植を行った場合，血行のない神経移植より回復が良好であると報告している[7]．しかし，一方で完成された血行システムを人工的に建設することで，通常の神経再生機構における血管新生作用という重要なカスケードに多大な影響を与えることになり，必ずしもこれが正しい医療介入であるという証明は臨床面でまだ十分とは言えない．血行付加神経移植の有効性を証明するためには，血行なしの通常の神経移植と無作為化比較試験で比較するのが理想的であるが，なかなか実現するのは困難である．同部位・同程度の外傷に対する神経移植修復や経過観察期間などの条件を揃えた患者を対象に，その治療成績を検討していく必要がある．一方で将来的には，毛細血管形成を可能にし，移植片の壊死や虚血を回避するために毛細血管のようなネットワークを含む生分解性神経足場のような，自家移植に代わる既製品の代替品が開発される可能性もある．現在3Dプリンターは加速度的に進化しており，ネイティブ神経を模倣した足場構造を正確に再現・構築しようと試みられている．血管の有無にかかわらず，これらの応用は，今後10年でさらに進化し，末梢神経

損傷における転帰を改善させる可能性が十分ある.

3．miRNA，エクソソーム

マイクロ RNA（miRNA）は，転写後の遺伝子発現を制御することができる小さいサイズの内因性非コーディング RNA のことを言う．転写後の段階では miRNA が全ヒト遺伝子の約 60％を制御し，細胞の分化，増殖，移動，アポトーシス，および形態形成に重要な役割を果たすと考えられている．末梢神経再生過程においても，様々な miRNA が神経損傷部位で発生し，重要な役割を果たすことが多くの研究で示されてる．例えば miRNA-221，miRNA-222，Let-7 などは，神経突起の伸長をサポートし，シュワン細胞の表現型やミエリン化能力を調節する[8].

エクソソームはナノサイズの細胞外小胞であり，血管新生，細胞輸送，アポトーシス，タンパク質分解を含むいくつかの細胞経路の転写因子や遺伝子を標的とする miRNA が豊富に含まれており，細胞間コミュニケーションの仲介に重要な役割を果たしている．例えばエクソソームが運ぶ miRNA は神経や血管の再生など様々な重要なプロセスに関与しており，シュワン細胞，マクロファージ，間葉系幹細胞由来のエクソソームが末梢神経の再生を促進する作用を有することが報告されている．将来的には，シュワン細胞，MSC，またはマクロファージ由来のエクソソーム治療法を神経導管技術と組み合わせたり，神経切株に直接注入したりすることで，臨床応用するのにハードルの高い生細胞移植に代わる細胞治療が実現されていく可能性がある．既存の細胞をエクソソームに標的 miRNA を過剰発現させるように改変して，神経再生を促進する能力をさらに高めることもできる．これらの miRNA やエクソソームを利用した多面的な治療アプローチは，今後非常に期待できる研究分野と言える．

4．脂肪移植による神経再生効果

これまで多くの研究で脂肪由来幹細胞の神経損傷部位への移植による神経再生促進効果が報告されている．しかし，細胞調製に要求される規制や制限，コスト，タイムラグの問題など臨床使用においては一定のハードルが存在する．最近では信頼性が高く，即効性のある代替手段としてネイティブの脂肪由来幹細胞を多く含む自己脂肪移植も注目されており，これが再生軸索に作用する可能性がある．Tuncel らは，10 mm のラット坐骨神経欠損モデルの再建において，自家脂肪移植と外科的修復法を併用することで，有意に良好な神経再生が誘導されたと報告している[9]．また脂肪組織の持つ，神経障害性疼痛の改善を示す報告も蓄積されている[10]．これらは移植脂肪組織が有する幹細胞などの免疫調整作用や抗アポトーシス因子および血管新生因子が関連していると考えられている．脂肪移植は，低侵襲に採取でき，その調整も比較的容易であるといった利点を持ち，様々な効能，臨床的有用性を持っていることが示されている．中には，加工，精製しない脂肪組織をそのまま移植することで，神経再生効果が得られたとする報告もあり，適切な条件下と使用法を検討することで，今後，脂肪移植は神経修復法の有望な治療選択肢の 1 つとなるだろう．

5．遺伝子治療

様々な医療分野で遺伝子操作を利用した治療法開発に光が当てられているが，末梢神経障害も例外ではない．主なアプローチはあらかじめ標的細胞を単離，精製した後，*ex vivo* で遺伝子操作を加える方法と *in vivo* で直接遺伝子導入や改変を行う方法の 2 通りある．対象となる細胞としては体性幹細胞，神経幹細胞，シュワン細胞などが多く，遺伝子トランスフェクションツールはレトロウィルスやアデノウィルスが頻用されている．Joung らはアデノウィルスをベクターに用いて神経細胞やシュワン細胞に安定して遺伝子を導入し得たことを報告し[11]，再生に有利な神経栄養因子の遺伝子を導入し，それを強制発現させる手法も紹介されている．このように神経再生促進作用を持つタンパク質をコードする遺伝子の導入や改変操作を組み合わせることで，治療効果を向上させようとする試みが増えてきている．

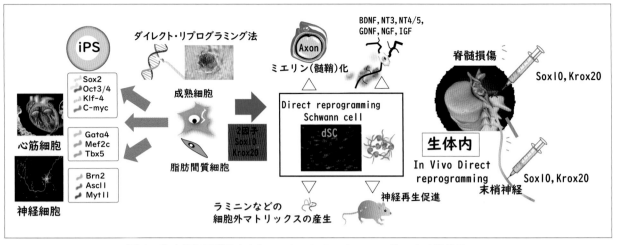

図 2. 特定遺伝子導入（ダイレクト・リプログラミング）による機能的シュ
ワン細胞誘導
低侵襲に採取できる成熟脂肪細胞を材料に特定の遺伝子を強制発現させることで機
能的なシュワン細胞を創出することができる．これらの技術が生体内で直接適用す
ることで，新たな末梢神経再生治療の開発が期待される．

現在 iPS 細胞の創生以来，体細胞への遺伝子挿入によるリプログラミング技術を用いた様々な細胞種の創出も可能になっている．iPS 細胞を移植細胞として検討する研究が増えてきている中，我々の研究グループも低侵襲に採取可能な線維芽細胞に 2 つの転写因子の遺伝子を導入することで，その 40％以上をシュワン細胞（directly converted Schwann cells；dSC）に直接転換させ，これを移植細胞として利用する治療アプローチを検討している．マウス坐骨神経欠損モデルにおける dSC 移植効果がみられ，ミエリン鞘が形成されることも示された[12]（図 2）．損傷部に遊走する線維芽細胞は軸索再生を阻害すると考えられており，もしこれをシュワン細胞に転換できれば二重の効果が期待できる．患部にある内在性細胞を資源に局所でシュワン細胞の転換を企図した遺伝子導入の問題については，安全性の高いアデノ随伴ウィルス（AAV）を利用した in vivo reprogramming の検討も進めている（図 2）．

遺伝子導入による神経機能再生治療を行うにあたり，その治療標的となる遺伝子は多様であるが，ヒトへの応用には大きな解決すべき課題が残っている．現在，遺伝子の導入にはアデノウィルスやアデノ随伴ウィルスの安全性が高いと考えられているが，導入できる遺伝子の大きさには限界がある．またベクターの挿入変異による意図しない癌化や次世代の改変リスクなどの安全面，高額な医療費などの課題がある．日本の遺伝子治療開発は欧米に対して遅れていると言われているが，今後日本でも遺伝子治療の実用化が進むことを期待したい．

6．光遺伝学

光遺伝学（オプトジェネティクス）は光作動性のイオンチャネルやイオントランスポーターをニューロンに発現させることにより，神経活動を光照射によりコントロールする新技術である．これらの開発により神経回路や伝達作動原理，生理的意義の解明が行われている．2016 年に Ward らは Thy-1-channelrhodopsin-2yellow fluorescent protein マウスを用いて，末梢神経切断後の運動軸索再生を強化するためにオプトジェネティクスを使用し，神経損傷後の軸索再生と筋再生の両方に，わずか 1 時間の神経細胞活動の増加がその後の長期的な組織再生効果をもたらすことを示した[13]．オプトジェネティクスは，神経と物理的に接触することなく，神経の活性化と抑制を極めて

精密に制御することが可能である．光遺伝学に基づく治療は，神経損傷の治療に革命をもたらす可能性のある最先端の技術の1つと考えられている．現在実験段階であるが，理想的な光刺激パターンの解明と標的細胞の遺伝子改変のための方法論が確立されれば，臨床応用もさほど先の話ではないと思われる．

物理療法を応用した神経再生療法

1．電気刺激

末梢神経損傷の治療介入としての電気刺激の役割は，数十年前から研究されてきた歴史がある．電気刺激は，細胞接着，細胞増殖，細胞移動およびタンパク質産生などの細胞活動を調節することが示されている[14]．複数のニューロトロフィンおよびそれらの受容体のアップレギュレーションを誘導し，ニューロンの周期を増加させ，アデノシン一リン酸レベル，および神経細胞骨格タンパク質の発現を活性化する．2000年にAl-Majedらによって報告された大腿神経切断研究では神経再生に対する短時間の低周波電気刺激の有用性が示された[15]．これらの研究では，ラット大腿神経が鋭く切断され，主に以前に外科的に修復された．近位神経断端の短時間（1時間）の低周波（20 Hz）刺激を行った．これらの条件で，筆者らは，刺激されていない神経と比較して，刺激された神経の感覚ニューロンと運動ニューロンの両方からの軸索伸長の加速を観察した．またランダム化比較臨床試験や二重盲検研究も行われ，その有効性が報告されてきた．振幅，周波数，波形，デューティサイクル，持続時間，技術，および刺激のターゲットは，治療されている特定の疾患に応じて決定される．人間の末梢神経回復に対する電気刺激の有効性，および神経損傷患者の多様な集団に対してこの治療を実施するための最善の方法を確認するために，さらなる臨床調査が必要である．

2．神経・筋再教育

神経再生を促進させる方法は薬物，外科療法に限らない．神経修復後の知覚再教育の有用性を支持する研究結果が以前から注目されており，このテーマも非常に興味深い．知覚再教育とは運動あるいは知覚の統合を図る神経中枢の再学習により脳の再編成（reorganization）を促そうとするものである．中枢神経には可塑性があるので，神経修復後早期から教育を開始し物体認識能力を改善させ神経縫合の成績を向上させようというのが根底にある考えである．Florenceら[16]は，神経再生時期に感覚入力を積極的に行うことで良好な感覚マップが再構築されることを示した．またRosénらは知覚再教育の早期介入を推奨し，障害部位の刺激入力を軽減するとともに，神経の支配域への刺激入力を強化することで，速やかな知覚再構築が促通されることを提唱している[17]．静的2点識別覚と局在の検査を実施し，局在の修正や識別知覚の再学習を行う．異常知覚に対する脱過敏療法もこれに含まれる．

我々も，人工神経（ナーブリッジ®）で架橋した知覚皮弁による乳房再建術後に知覚再教育を取り入れ，よりよい知覚を得るための取り組みを導入しようとしている．筋再教育もこれに似たコンセプトであり，その目的は神経運動単位の再生，成熟化を促進させることにある．筋再教育の効果として，末梢神経では再生神経の成熟を早め，軸索の分枝による脱神経筋の再支配，運動単位の増加が起こる．また，筋回復を中枢神経の変化として，運動野に着目すると過誤神経支配など，異なった筋に再生した神経細胞などに対して，関連する運動野の再構築が起こることも念頭に置かれる．しかしながらこの有用性はエビデンスが十分とは言えない面もあり，段階的効果的に識別を獲得する末梢刺激の工夫や刺激入力の強化を図る手段の検討，効果の検証や神経生理学的な機序の探求などを含めて今後さらに質の高い研究が望まれる．

3．その他の物理療法

その他の神経再生を促進し得る物理療法として，レーザーや超音波治療の利用が報告されている．レーザーに関しての報告はまだ少ないが，弱いレーザーで細胞分裂が促進されたという基礎的

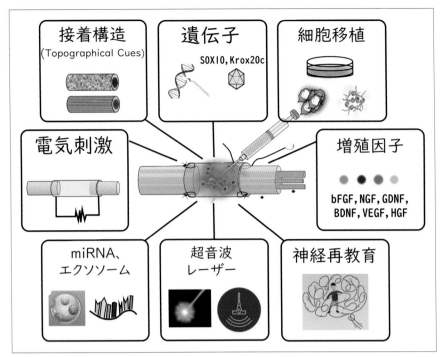

図 3. 神経再生を増強または補完するための様々な治療アイデア
従来から検討されてきた足場開発に増殖因子・細胞・電気刺激などを組み合わせる
治療アプローチに加えて，レーザーや超音波，神経細胞刺激，あるいはオプトジェ
ネティクスなどの治療アイデアも将来的には導入されていくであろう．

実験と，ラットで受傷直後に用いると損傷による神経細胞死を抑制し，再生過程も早めるという報告[18]があり，再生の初期過程，変性神経の除去過程や神経発芽に影響を与えていると考えられている．超音波は，細胞膜の透過性を変えてカルシウムイオンを流入させることによって様々な代謝を促進すると考えられており，骨折後の遷延治癒などについてはすでに臨床応用されている．神経再生においては，特に受傷1週間以内のマクロファージの関与する過程において変性物質の除去や再生因子の産生などに影響を与えるという報告がある[19]．

まとめ

末梢神経損傷は患者に持続的で深刻な身体的障害を及ぼす．適切な外科的介入を行っても，満足できる治療結果に結びつかないケースもたくさん見られる．まだまだ発展の余地が十分残された研究領域と言える．末梢神経再生へのアプローチは，神経損傷から再生への自然なプロセスを理解した上でこれを少しずつでも模倣していく形で包括的かつ多面的な治療戦略を考え進歩させていくしかない．脂肪などの組織移植，miRNA，エクソームを用いた細胞療法，遺伝子工学の技術進歩は治療法開発に新たな広がりを見せている．加えて適切な物理療法やリハビリテーションにも一定の効果が期待される．そして電気刺激療法，レーザーや超音波治療，神経細胞刺激，およびオプトジェネティクスなどのさらに新しい分野参入も将来的には含まれるだろう．今後も損傷または外科的修復後の神経再生を増強または補完するための最先端治療アプローチが探究されていくと思われる（図3）．これらの実現化により，末梢神経障害で苦しんでおられる患者に少しずつであっても確実に進化した治療が提供されていくことを期待したい．

参考文献

1) Nocera, G., et al. : Mechanisms of Schwann cell plasticity involved in peripheral nerve repair

after injury. Cell Mol Life Sci. **77**：3977-3989, 2020.

2) Liu, P., et al.：Role of macrophages in peripheral nerve injury and repair. Neural Regen Res. **14**：1335-1342, 2019.

3) Cattin, A. L., et al.：Macrophage-induced blood vessels guide Schwann cell-mediated regeneration of peripheral nerves. Cell. **162**：1127-1139, 2015.

4) Shimada, N., et al.：M1 macrophage infiltration exacerbate muscle/bone atrophy after peripheral nerve injury. BMC Musculoskelet Disord. **21**：44, 2020.
   Summary　M1マクロファージを直接作用させることによる，末梢神経損傷後の支配筋作用の影響を検討した.

5) Potas, J. R., et al.：Interleukin-10 conjugated electrospun polycaprolactone(PCL) nanofibre scaffolds for promoting alternatively activated (M2)macrophages around the peripheral nerve *in vivo*. J Immunol Methods. **420**：38-49, 2015.
   Summary　マクロファージ表現型の「偏り」がシュワン細胞(SC)の遊走と軸索再生に及ぼす影響を調査した研究報告.

6) Bin, Z., et al.：Repairing peripheral nerve defects with revascularized tissue-engineered nerve based on a vascular endothelial growth factor-heparin sustained release system. J Tissue Eng Regen Med. **14**：819-828, 2020.

7) Zhu, Y., et al.：Vascularized versus nonvascularized facial nerve grafts using a new rabbit model. Plast Reconstr Surg. **135**：331e-339e, 2015.

8) Qing, L., et al.：Exosomes and their microRNA cargo：new players in peripheral nerve regeneration. Neurorehabil Neural Repair. **32**：765-776, 2018.

9) Tuncel, U., et al.：The effect of autologous fat graft with different surgical repair methods on nerve regeneration in a rat sciatic nerve defect model. Plast Reconstr Surg. **136**：1181-1191, 2015.

10) Dehdashtian, A., et al.：Autologous fat grafting for nerve regeneration and neuropathic pain：current state from bench-to-bedside. Regen Med. **15**(10)：2209-2228, 2020.

11) Joung, I., et al.：Effective gene transfer into regenerating sciatic nerves by adenoviral vectors：potentials for gene therapy of peripheral nerve injury. Mol Cells. **10**：540-545, 2000.

12) Sowa, Y., et al.：Direct conversion of human fibroblasts into Schwann cells that facilitate regeneration of injured peripheral nerve *in vivo*. Stem Cells Transl Med. **6**：1207-1216, 2017.

13) Ward, P. J., et al.：Optically induced neuronal activity is sufficient to promote functional motor axon regeneration *in vivo*. PLoS One. **11**：e0154243, 2016.

14) Kubiak, C. A., et al.：State-of-the-art techniques in treating peripheral nerve injury. Plast Reconstr Surg. **141**：702-710, 2018.

15) Al-Majed, A. A., et al.：Brief electrical stimulation promotes the speed and accuracy of motor axonal regeneration. J Neurosci. **20**：2602-2608, 2000.

16) Florence, S. L., et al.：Sensory enrichment after peripheral nerve injury restores cortical, not thalamic, receptive field organization. Eur J Neuro Sci. **13**：1755-1766, 2001.

17) Rosén, B., et al.：Enhanced early sensory outcome after nerve repair as a result of immediate post-operative re-learning：a randomized controlled trial. J Hand Surg Eur. **40**：598-606, 2015.

18) Rochkind, S., et al.：New trend in neuroscience：low power laser effect on peripheral and central nervous system. J Neurol Res. **14**：2-11, 1992.

19) Lazar, D. A., et al.：Acceleration of recovery after injury to the peripheral nervous system using ultrasound and other therapeutic modalities. Neurosurg Clin North Am. **12**：353-357, 2001.

第45回 日本口蓋裂学会総会・学術集会
テーマ：「技術革新の恩恵」

会　期：2021年5月20日(木)～21日(金)

会　場：宝塚ホテル(兵庫県宝塚市栄町1丁目1番33号)

会　長：上田　晃一(大阪医科薬科大学形成外科)

ホームページ：http://jcpa45.umin.jp/

※特別プログラム以外の一般演題はWEB配信の予定です．特別プログラムは現地開催および状況
に応じてハイブリッドでの開催を検討します．学会終了後プログラムはオンデマンド配信を予
定しています．

事務局：

大阪医科薬科大学形成外科

〒569-8686　大阪府高槻市大学町2番7号

事務局長　大槻　祐喜

お問合せ先：

第45回日本口蓋裂学会総会・学術集会　運営事務局

有限会社トータルマップ内

〒675-0055　加古川市東神吉町西井ノ口601-1

TEL：079-433-8081　FAX：079-433-3718

E-mail：jcpa45@totalmap.co.jp

 ◀学術集会Hpをcheck!

第23回日本褥瘡学会学術集会

日　　時：2021年9月10日(金)～11日(土)

会　　長：安部　正敏(医療法人社団廣仁会 札幌皮膚科クリニック)

開催形式：WEB開催　※ライブ配信(一部のセッション)＋後日オンデマンド配信あり

テ ー マ：褥瘡を学ぶ新しいかたち ～仮想空間のふれあいが未来をひらく～

問い合わせ：第23回日本褥瘡学会学術集会　運営事務局

株式会社春恒社　コンベンション事業部

〒169-0072　東京都新宿区大久保2-4-12

新宿ラムダックスビル

TEL：03-3204-0401　FAX：03-5291-2176

E-mail：jspu23@c.shunkosha.com

詳細はホームページをご覧ください。

https://www.jspu23.jp/

FAX による注文・住所変更届け

改定：2015 年 1 月

毎度ご購読いただきましてありがとうございます．
読者の皆様方に小社の本をより確実にお届けさせていただくために，FAX でのご注文・住所変更届けを受けつけております．この機会に是非ご利用ください．

◇ご利用方法

FAX 専用注文書・住所変更届は，そのまま切り離して FAX 用紙としてご利用ください．また，注文の場合手続き終了後，ご購入商品と郵便振替用紙を同封してお送りいたします．**代金が 5,000 円をこえる場合，代金引換便とさせて頂きます**．その他，申し込み・変更届けの方法は電話，郵便はがきも同様です．

◇代金引換について

本の代金が 5,000 円をこえる場合，代金引換とさせて頂きます．配達員が商品をお届けした際に，現金またはクレジットカード・デビットカードにて代金を配達員にお支払い下さい(本の代金＋消費税＋送料)．(※年間定期購読と同時に 5,000 円をこえるご注文を頂いた場合は代金引換とはなりません．郵便振替用紙を同封して発送いたします．代金後払いという形になります．送料は定期購読を含むご注文の場合は頂きません)

◇年間定期購読のお申し込みについて

年間定期購読は，1 年分を前金で頂いておりますため，代金引換とはなりません．郵便振替用紙を本と同封または別送いたします．送料無料，また何月号からでもお申込み頂けます．
毎年末，次年度定期購読のご案内をお送りいたしますので，定期購読更新のお手間が非常に少なく済みます．

◇住所変更届けについて

年間購読をお申し込みされております方は，その期間中お届け先が変更します際，必ずご連絡下さいますようよろしくお願い致します．

◇取消，変更について

取消，変更につきましては，お早めに FAX，お電話でお知らせ下さい．
返品は，原則として受けつけておりませんが，返品の場合の郵送料はお客様負担とさせていただきます．その際は必ず小社へご連絡ください．

◇ご送本について

ご送本につきましては，ご注文がありましてから約 1 週間前後とみていただきたいと思います．お急ぎの方は，ご注文の際にその旨をご記入ください．至急送らせていただきます．2〜3 日でお手元に届くように手配いたします．

◇個人情報の利用目的

お客様から収集させていただいた個人情報，ご注文情報は本サービスを提供する目的(本の発送，ご注文内容の確認，問い合わせに対しての回答等)以外には利用することはございません．

その他，ご不明な点は小社までご連絡ください．

株式会社 全日本病院出版会　〒113-0033 東京都文京区本郷 3-16-4-7 F
電話 03(5689)5989　FAX03(5689)8030　郵便振替口座 00160-9-58753

FAX 専用注文書

　年　　月　　日

○印	PEPARS	定価(消費税込み)	冊数
	2021 年 1 月〜12 月定期購読(送料弊社負担)	42,020 円	
	PEPARS No.171 眼瞼の手術アトラス—手術の流れが見える— 増大号 新刊	5,720 円	
	PEPARS No.159 外科系医師必読！形成外科基本手技 30 増大号	5,720 円	
	バックナンバー(号数と冊数をご記入ください) No.		

○印	Monthly Book Derma.	定価(消費税込み)	冊数
	2021 年 1 月〜12 月定期購読(送料弊社負担)	42,130 円	
	MB Derma. No.307 日常診療にこの 1 冊！皮膚アレルギー診療のすべて 増刊号 新刊	6,380 円	
	MB Derma. No.300 皮膚科医必携！外用療法・外用指導のポイント 増大号	5,500 円	
	バックナンバー(号数と冊数をご記入ください) No.		

○印	瘢痕・ケロイド治療ジャーナル		
	バックナンバー(号数と冊数をご記入ください) No.		

○印	書籍	定価(消費税込み)	冊数
	イチからはじめる美容医療機器の理論と実践 改訂第 2 版 新刊	7,150 円	
	臨床実習で役立つ形成外科診療・救急外来処置ビギナーズマニュアル 新刊	7,150 円	
	足爪治療マスター BOOK	6,600 円	
	明日の足診療シリーズ I　足の変性疾患・後天性変形の診かた	9,350 円	
	日本美容外科学会会報　Vol. 42　特別号 「美容医療診療指針」	2,750 円	
	図解 こどものあざとできもの—診断力を身につける—	6,160 円	
	美容外科手術—合併症と対策—	22,000 円	
	運動器臨床解剖学—チーム秋田の「メゾ解剖学」基本講座—	5,940 円	
	超実践！がん患者に必要な口腔ケア—適切な口腔管理で QOL を上げる—	4,290 円	
	グラフィック リンパ浮腫診断—医療・看護の現場で役立つケーススタディ—	7,480 円	
	足育学　外来でみるフットケア・フットヘルスウェア	7,700 円	
	ケロイド・肥厚性瘢痕 診断・治療指針 2018	4,180 円	
	実践アトラス 美容外科注入治療　改訂第 2 版	9,900 円	
	ここからスタート！眼形成手術の基本手技	8,250 円	
	Non-Surgical 美容医療超実践講座	15,400 円	

○	書 名	定価	冊数	○	書 名	定価	冊数
	図説 実践手の外科治療	8,800 円			創傷治癒コンセンサスドキュメント	4,400 円	
	使える皮弁術 上巻	13,200 円			超アトラス眼瞼手術	10,780 円	
	使える皮弁術 下巻	13,200 円			アトラスきずのきれいな治し方 改訂第二版	5,500 円	

お名前　フリガナ

　　　　　　　　　　　　　　　　　　　　㊞

診療科

ご送付先　〒　　　−

□自宅　　□お勤め先

電話番号　　　　　　　　　　　　　　　　　□自宅　□お勤め先

バックナンバー・書籍合計
5,000 円以上のご注文
は代金引換発送になります

—お問い合わせ先—
㈱全日本病院出版会営業部
電話 03(5689)5989

FAX 03(5689)8030

全日本病院出版会行
FAX 03-5689-8030

年　月　日

住所変更届け

お名前	フリガナ	
お客様番号		毎回お送りしています封筒のお名前の右上に印字されております8ケタの番号をご記入下さい。
新お届け先	〒　　　　都道府県	
新電話番号	（　　　　　）	
変更日付	年　　月　　日より	月号より
旧お届け先	〒	

※ 年間購読を注文されております雑誌・書籍名に✓を付けて下さい。
- ☐ Monthly Book Orthopaedics （月刊誌）
- ☐ Monthly Book Derma. （月刊誌）
- ☐ 整形外科最小侵襲手術ジャーナル （季刊誌）
- ☐ Monthly Book Medical Rehabilitation （月刊誌）
- ☐ Monthly Book ENTONI （月刊誌）
- ☐ PEPARS （月刊誌）
- ☐ Monthly Book OCULISTA （月刊誌）

PEPARS

各号定価 3,300 円(本体 3,000 円＋税)．ただし，増大号：No. 14, 51, 75, 87, 99, 100, 111 は定価 5,500 円(本体 5,000 円＋税)，No. 123, 135, 147, 159, 171 は定価 5,720 円(本体 5,200 円＋税)．
在庫僅少品もございます．品切の際はご容赦ください．
（2021 年 3 月現在）

掲載されていないバックナンバーにつきましては，弊社ホームページ(www.zenniti.com)をご覧下さい．

click

全日本病院出版会　　　　　　検索

全日本病院出版会 公式 twitter !!

弊社の書籍・雑誌の新刊情報，または好評書のご案内を中心に，タイムリーな情報を発信いたします．
全日本病院出版会公式アカウント @zenniti_info を是非ご覧下さい!!

2021 年 年間購読 受付中！
年間購読料　42,020 円(消費税込)(送料弊社負担)
(通常号 11 冊，増大号 1 冊：合計 12 冊)

次号予告

ケロイド・肥厚性瘢痕治療 update

No.173 （2021 年 5 月号）

編集／大分大学臨床教授　　　　　　清水　史明

PEPARS　No.172

2021 年 4 月 15 日発行（毎月 1 回 15 日発行）
定価は表紙に表示してあります．
Printed in Japan

ⓒ ZEN・NIHONBYOIN・SHUPPANKAI, 2021

発行者　　末　定　広　光
発行所　　株式会社　全日本病院出版会
〒 113-0033 東京都文京区本郷 3 丁目 16 番 4 号
　　　　電話（03）5689-5989　Fax（03）5689-8030
　　　　郵便振替口座 00160-9-58753

印刷・製本　三報社印刷株式会社　　　　電話（03）3637-0005
広告取扱店　㈱日本医学広告社　　　　電話（03）5226-2791